五大院长联袂推荐

西安市第二医院院长　罗少波

这是为群众生活提供服务和就医指导的一本好书，这样的书十分鲜见，因此，向大家推荐这本书，它能使大家轻松、合理、理性地就医，以平和的心态享受医疗服务。

罗少波

西安市中心医院院长　冯关力

这是一本很好的书，从一个专业的角度，涉及到一种越来越突出的社会问题。如何采取较为正确的就医方式？如何为自我健康选择安全、便捷、经济的投入？作者以她多年的临床实践和长期的双向调研，为读者揭示了一种全新的科学就医理念。

冯关力

西安市中医医院院长 黄琳娜

《看病不花冤枉钱》的作者是一位深怀爱心，从事多年护理转而从事医院管理的工作者。她站在患者就医的路上，为我们做着耐心热情的引领。用通俗易懂的白话，或问或答，以亲身经历的故事，娓娓道来，告诉你看病前该做些什么，自己该知道哪些事？了解医生的一天，学会怎样选择你的医生，还告诉你住院部里的那些事，病情突然出现变化该找谁等，患者想知道而无法或不易知道的事，这本书都详尽地做了回答。有了这本书，患者前往医院就医的路径就顺畅得多，翻开书看看，一定会有收获，真得很不错。

黄琳娜

西安市儿童医院院长　崔华荣

不同的患者个体存在差异，机体反应状态和抗病能力也有所不同，因此，同一疾病发生在不同病人身上会有不同的表现，治疗效果也不尽相同。患者需要对医院、就医程序、医护人员有一定的了解。孙子曰："知己知彼，百战不殆。"在与病魔的战斗中，医患双方同为知己，只有相互了解，配合默契才能谓之"知己"，进而认识疾病为"知彼"，战胜疾病才能"不殆"。希望本书有助于患者就医，为患者早日康复提供帮助。

崔华荣

西安市第八医院院长　张新韵

医院是业务类别多、专科分工和集体协作，为一定人群服务的场所，患者和医务人员是重要的组成群体，缺一不可。但这两个难分难解的群体，相互却了解不深，沟通不畅，存在诸多困惑。解决的设想非常多，但呈献在我们面前，可供遵循的文献却十分少见。读了这本书，感到欣慰，这本书填补了这样的缺失。值得一读。

张新韵

大医院就医手册

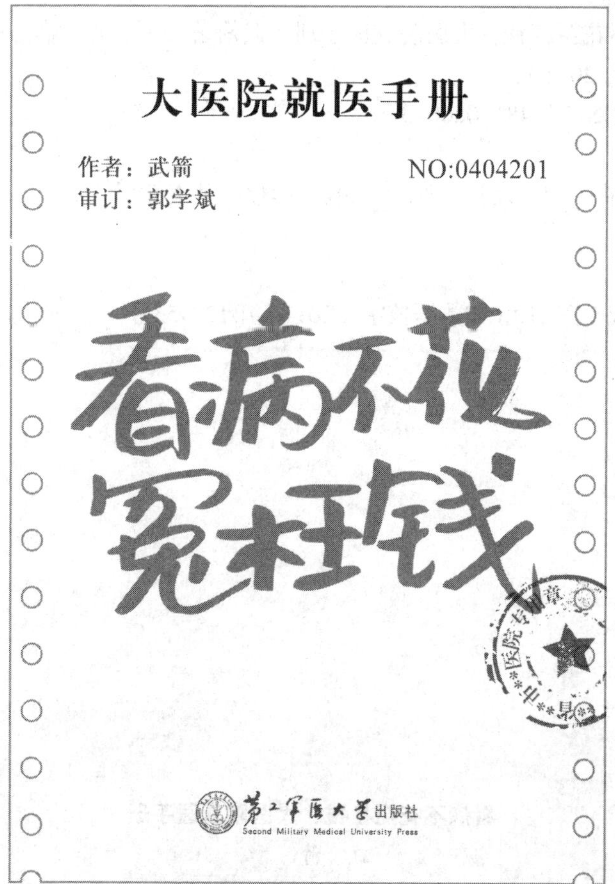

第二军医大学出版社
Second Military Medical University Press

图书在版编目（CIP）数据

看病不花冤枉钱：大医院就医手册 / 武箭著. — 上海：第二军医大学出版社, 2011.11

ISBN 978-7-5481-0266-3

Ⅰ. ①看… Ⅱ. ①武… Ⅲ. ①疾病—诊疗—基本知识 Ⅳ. ①R4

中国版本图书馆CIP数据核字（2011）第129953号

看病不花冤枉钱：大医院就医手册

武　箭　著

第二军医大学出版社出版发行

上海市翔殷路800号　邮政编码：200433

http://www.smmup.cn

全国各地新华书店经销

北京嘉业印刷厂印刷

开本：710×1000　1/16　印张：16　字数：250千字

2011年11月第1版　2011年11月第1次印刷

ISBN 978-7-5481-0266-3/R.1062

定价：29.80元

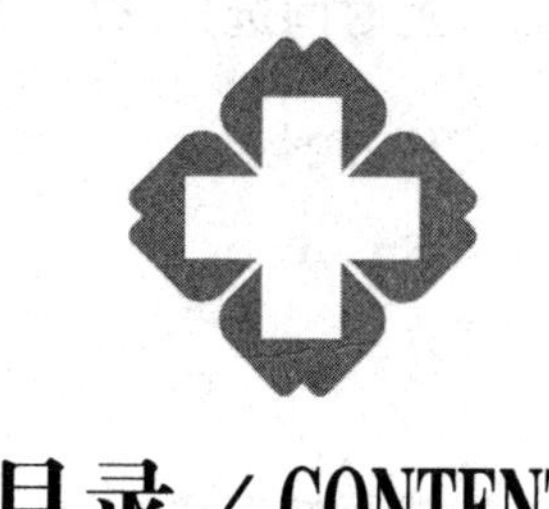

目录 / CONTENTS

推荐序
一看就懂，一学就会的看病就医指南

在我们这个幅员辽阔、人口众多的国家里，看病难始终都是一个不争的事实。要想解决这个问题，从政府、医院到普通百姓都要共同努力。从医近30年的经历让我对此感慨颇深。大力普及医学科普知识，尽快提高民族文化素养，于国家、民族、自己都是一件十分紧要的事情。看病难、用错药，因之贻误病情，甚至失去生命，这往往与我们缺乏医学常识和就医素养有关。如果有读者对我的说法持怀疑态度，不妨仔细读一读本书，看看我们是否真的清楚和了解这些基本功的“招式”。

我们每个人都想追求健康长寿，但是，人都会生病。有些人看病往往会舍近求远，病急乱投医；有些人生病不知道挂什么号，不知道怎么与医护人员进行有效的沟通；有些人不知道急、危、重症疾病的信号，身体不适也满不在乎……诸如此类的问题，都能在武箭的这本书里找到提醒与答案。

这是一本非常实用的看病就医指南和生活宝典。它简洁而明了，生动而丰盈，让人一看就懂，一学就会。

真诚地希望，这本书能够为构建和谐医患关系起到积极作用。同时也希望，每位读者都能学会运用其中的知识和技巧，妥善解决我们自身在就医过程中遇到的各种问题。

郭学斌

西安市第二医院门诊办主任、主任医师、心脑血管病专家

陕西省卫生系列高级职称评审委员会专家

陕西省西安市医疗事故鉴定委员会专家

前言
就医之路，学习之路

早在几千年前，我们的老祖宗就在《大戴礼记·易本命》中留下了这样的语言："食肉者勇敢而悍，食谷者智慧而巧，食气者神明而寿，不食者不死而神。"

可惜，科技虽然能使今天的我们上天入地、惊鬼泣神，但却没法让人类的凡身进化成"辟谷不死"的神仙。于是，"吃五谷，得百病"这一无法逃避的自然魔咒，便注定要让人类付出痛苦、虚弱、残疾，甚至死亡的代价。

由此，我们可以得出这样一个结论：如何获取食物和治疗疾病，这两者对人类而言都具有同样"致命"的重要性。

然而，医学作为一门高尖端的自然科学和社会科学，发展到今天，可以说是历史悠久、博大精深。从市面上买来的医学科普读物，或许可以指导我们了解疾病、了解自身，却并不足以让我们具备专业知识与丰富的临床经验。仅靠几本书就敢“自我诊断”的人，不厚道地讲，他至少得具备那种敢于横刀立马、“自我了断”的勇气才行。

医生不是万能的，但是没有医生，却是万万不能的。

如何与那些身穿白大褂、手持听诊器、用犀利的目光审视疾病的“白衣战士”们进行有效沟通，是我们在就医路上需要踏出的至关重要的一步。

遗憾的是，我们中的很多人虽然能够操控股票行情、掌握烹饪技术、深谙为官之道，甚至创造克隆生物，却对那些关乎自己生命健康的医生、医疗常识、就医基本流程，甚至医院本身这个相对特殊的社会环境，知之甚少。

该如何走进医院，让那些无比忙碌的医生对我们加以关注？

该如何面对他们的询问，正确地表达出自己身体的不适？

该怎样进行沟通，才能最大限度地从他们那里获取你需要的帮助？

同样是挂号，怎样更省钱？

在准备做妇科检查时，却发现面前站着一位男医生，这时的你该怎么办？

当小孩突然因误吸异物而出现呼吸困难，面色发紫的时候，你该当机立断地做些什么？

感觉生命已经疲惫，快要走到终点的时候，你要在什么情况下，怎样写遗嘱才会被法律认可？

……

我们将在这本书里，为您提供一份最简捷实用的答案。它没有枯燥难懂的医学知识，没有华而不实的图表，从头至尾都是简明易懂的大白话和一目了然、典型鲜明的案例。

最后，我谨在此，对西安市第二医院院长、主任医师、西安著名小儿外科专家罗少波和西安市第二医院门诊办主任医师、西安市医疗事故鉴定专家郭学斌两位老师对本书的大力支持、审订、指导和帮助表示最衷心的感谢！

武箭

2011年5月于西安

第一章
医院是身体的服务区，了解越清楚，看病越轻松

医生给百姓看病，需要学习。百姓去医院看病，同样也需要学习。
因此，我首先想要教给读者们的主要内容便是：主动就医。
主动就医是一种有目的、有计划、有安排的就医行为，它能够在提高就医效率的同时，压缩我们的就医成本，比如金钱，比如时间。

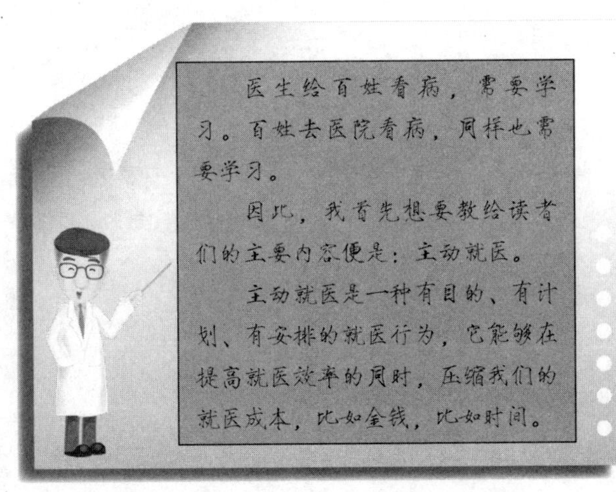

1. 医院就像婚姻，合适的才是最好的

不是所有魔术的秘密都在于顺序，但是所有正确的顺序，都能够让我们从中受益。

——题注

地球人都知道，挂号是我们踏入医院、求医问药的第一步。

但这一步，你是否真的会迈，是否真能迈好？下面有三道是非题，判断一下吧。

（1）在看病挂号前，我们首先要做的并不是到医院门诊大厅的咨询台或预检分诊处了解自己应该挂哪个科。（　）

（2）上午9点，你的一位家人突然出现右下腹疼痛、寒战、高热，

测体温40℃。他一直患有慢性阑尾炎，你害怕他这次是阑尾炎急性发作，有穿孔危险。这时你应该立刻将他带到市内最好的一家三级甲等医院，挂门诊外科号，为他看病。（ ）

（3）挂专家号，可以使自己的疾病尽快得到效果明显的诊断与治疗。（ ）

请根据你自己的判断和平时看病时的思维方式，在各题后面的括号里填上“×”或者“√”。

答完了吗?

现在，公布答案:

第一题是对的，后两题全错。

如果你没能全部答对，说明你对就医挂号还缺乏应有的基本知识。

好吧，就让我们的学习从第一道题开始:

（1）在看病挂号前，我们首先要做的并不是到医院门诊大厅的咨询台或预检分诊处了解自己应该挂哪个科。（√）

既然最先要做的不是分诊，那么疑问也就随之而来：在就医挂号前，我们首先该做的究竟是什么?

答案很简单：根据自己或者家人当时的疾病和所处的地理位置，选择合适的医院。

这很重要!

病因明确的急症，选择最近的医院

一般来讲，当我们突发急症时，第一反应就是奔向市内医疗技术和设备最好的医院。这个反应并没有错，但是，最好的医院却不见得是我们当时最好的选择。怎么讲呢?

我们应该首先对自己或家人当时的病情作一个快速的考量。如果是那种不立刻处理便会随时危及生命的突发意外或疾病，比如，在接触某些过敏原后快速出现的喉头水肿、呼吸困难等变态反应，即过敏反应，又或者是被刀捅伤、服毒自杀等病因明确的急症，都应该选择最近的医院。

因为这些急症的处理在普通医院就可以完成。也就是说，这时能否得到及时救治的关键，对于我们而言，不是技术问题，而是时间问题。

如果耽误了最佳救治时间，即便是再好的医生，也没办法力挽狂澜，起死回生。

儿童优先选择儿童医院

还有一种情况，就是针对特殊人群的选择，比如儿童、孕妇或者慢性病患者等。

以儿童为例，如果孩子在玩耍时将异物误吸入呼吸道，以致出现了面青唇紫、呼吸困难等危急反应，这时，我们在选择医院的思路上是否清晰，便显得尤为重要。

正确的选择依次应该是：

市内儿童医院→拥有儿科的三级甲等医院→距离最近的三级甲等医院→三级甲等医院→距离最近的二级甲等医院。

这么选择的原因很简单，因为小孩子的气管和支气管要比成人狭小，在取出呼吸道内异物时，需要用到可供儿童使用的电子支气管镜。这时候，就诊的医院里有没有这种专用的特殊医疗器械就成了决定生与死的关键。

我曾在报纸上读过这样一则报道：有一名儿童因气管内误吸了异物，导致呼吸极度困难，焦急万分的母亲抱着孩子连跑了数家医院，哭着跪倒在地，不停地给医生磕头、求救，但这几家医院却因为不具备从孩子呼吸道内取出异物的条件，只能束手无策，让孩子的母亲赶快去别的医院看看。结果，可怜的孩子就在赶往医院的路上，活活憋死在了妈妈的怀里。

想想看，如果这位母亲能够头脑冷静，在第一时间抱着孩子赶往儿童医院，或者是有儿科的三级甲等医院，她的孩子很可能因为得到了及时的救治而存活下来。

这是血的教训，除了遗憾，更需要我们总结经验，汲取教训。

普通慢性疾病，选择最近的医院

这里所说的慢性疾病，是仅仅区别于急症而言的一个泛概念。当我们身患慢性疾病时，可以相对从容地进行思考、选择和安排自己的就医程序与时间。它们大致分为两类：一类是普通疾病，另一类是疑难杂症。

普通疾病包括很多已明确诊断的慢性病，比如糖尿病、高血压、肾结石、胆囊炎、阑尾炎等疾病。对这些病，各大医院的医生们在用药和治疗上，都大同小异。

很多人往往愿意选择三级甲等医院。实际上，三级甲等医院往往要比普通医院的患者多，需要长时间排队等候，收费也比普通医院高。

以核磁共振成像检查为例，三级甲等医院每个部位的收费标准是750元，二级甲等医院则是400元。因此，在疾病的治疗方式和效果基本相同的情况下，选择到普通医院就诊，无疑更加省时、实惠。

现在，让我们再回头重看第二道题：

（2）上午9点，你的一位家人突然出现右下腹疼痛、寒战、高热，测体温40℃。他一直患有慢性阑尾炎，你害怕他这次是阑尾炎急性发作，有穿孔危险。这时你应该立刻将他带到市内最好的一家三级甲等医院，挂门诊外科号，为他看病。（×）

急性阑尾炎需要手术，但这种手术的难度并不高，普通医院都可以做。因此，无论是从节省时间，还是从节省费用上讲，都不需要到最好的三甲医院，去离自己最近的医院才是最明智的选择。

疑难杂症选择三甲医院

这个范围主要包括一些较为复杂的难以明确诊断的疾病和技术难度需要较高的诊疗手段才能诊治的病症，比如颅脑手术、心脏搭桥和器官移植等。

这些就需要我们选择那些拥有较高医疗水平、医疗设备和护理经验的三级甲等医院，毕竟高水平的医疗技术在手术成功率上与其所拥有的丰富临床经验呈绝对的正比关系。

经过上述几个段落的讲述，我们已基本了解了选择医院的重要性。下面，是不是可以走进选好的医院，挂号就医了呢?

多花几分钟了解政策，省下的都是钱

如果不是急症，建议您最好先对这所医院进行一些简单的了解，并作些相应的准备工作。

因为，现在有很多医院在挂号方面都有一定的优惠政策，比如，有些城市的医院，会对手持老年证的患者、有医保卡的患者、低保户等实行挂号免费。当然，前提是你要了解这些政策并能主动将所携带的相关证明向挂号处的工作人员出示。

这里需要提到的一点是，在挂号处一次性收取的费用里包含有挂号费和医师诊疗费两个项目，很多人以为减免挂号费就是不用在挂号处交钱，这个想法是错误的。

在多数情况下，各医院的医师诊疗费都不会减免，但有一些医院会在特定的节假日或者周六、周日有减免挂号费和医师诊疗费的义诊活动。当然，前提依然是需要你能及时得到这方面的准确信息。

因此，建议你在选好医院之后，拨114查找该医院的对外电话，向他们咨询并了解有无此类优惠政策，如果有，你可以准备好所需的相关证明，再根据优惠政策或时间，有计划地前往医院。有备而来的好处是能省就省，而且不必为此走冤枉路。

准备就绪，现在可以出发了。

了解挂号的五种类型

我们走进医院，开始面对挂号处的玻璃窗，考虑挂什么号更加合适。

目前医院挂号基本分为五类：

第一类是普通门诊。初诊或者是普通常见病患者，都可以挂相应的普通门诊号，比如普通内科、普通外科、神经内科、神经外科、骨科、妇产科、眼科、耳鼻喉科、理疗科、小儿科、中医科等。如果自己搞不清应该挂哪一科，可以先到咨询台或者预检分诊处，由护士为你预先分诊，再挂号。

第二类是急诊。现在医院的急诊室都是24小时应诊，有专门的绿色通道。如出现高热、昏迷、突然剧烈腹痛、各种急性创伤、中风、哮喘急性发作、心脏病突发等急症，应该立刻挂急诊号，要分秒必争，不能有丝毫耽误。

第三类为专病门诊。近些年来，专病门诊的发展十分迅速。举例说明，过去看病我们只能挂个内科号，而现在，则从大内科里分出了很多专科，比如心血管内科、消化内科、呼吸内科、内分泌科、肾脏病科、风湿病科、血液科等。一些大型的医院，会从这些专科中分出相应的专病门诊，主治一些常见病，比如心血管内科就有高血压门诊、冠心病门诊等；内分泌科则有糖尿病门诊；消化内科有胃病门诊、肝胆胰门诊等，它们多数由专门研究和诊治某种疾病的主治医师以上人员坐诊。由于医生相对固定，既有利于专病专治，又能避免看一次病换一个医生的现象。

第四类是传染病门诊。一般综合性医院都设有肠道门诊和发热门诊。如果你出现了腹泻、呕吐等症状，可以直接去肠道门诊看病。

发热门诊主要是针对“甲流”等呼吸道传染病，那里有专门的医护人员为你筛查、化验和治疗，并指导你掌握一些应知应会的预防和隔离方法。

第五类是专家门诊。主要由副主任医师以上专家坐诊。如果你患了某些疑难病症或者无法明确诊断、久治效果不佳的疾病，都可以选择专家门诊。

这些专家在医学领域中有自己的独特专长，他们对某种疾病的诊断和治疗，要较其他人具备更加丰富的知识与经验。专家们出门诊的时间相对固定。在很多医院的挂号大厅里，都有专家简介，患者可以根据自己的病情和需要，挂相应的专家门诊号。

讲到这里，你是否还能想起我们在本小节开始提到的第三个问题？好，让我们回忆一下，原题是这样的：

（3）挂专家号，可以使自己的疾病尽快得到效果明显的诊断与治疗。（×）

我们刚刚说了，专家们在医学领域中都有自己的独特专长，他们对某种疾病的诊断和治疗，要较其他人具备更加丰富的知识与经验。

按说挂专家号，能使自己的疾病尽快得到效果明显的诊断与治疗，这个说法显而易见应该是对的，为什么要打“×”呢?

答案在下一小节。

2. 挂对号，事半功倍疗效好

技巧，没有人生来就懂，却有很多人一辈子都不懂。

——题注

挂专家号，就要解决专业问题

现在，让我们继续上一节的话题——挂专家号并不一定能使我们的疾病尽快得到效果明显的诊断与治疗。

这是为什么呢?

因为他们是专家。

这话听上去有点不合逻辑，但却是事实。

我们在前面就已提到，专家，尤其是大医院的专家，往往是人们趋之若骛的“神仙”，每天都忙忙碌碌，病员如潮，就算挂专家号要比挂普通号贵，也挡不住“专家”这两个字的诱惑。这就意味着我们要在多花钱的同时，还要多花成倍的时间和耐心来排队等待。

然而，当你花光了几乎所有的耐心，终于坐到专家面前的时候，却发现专家们能够用在你身上的诊查时间，实在少得可怜，他往往只是问上几句，再做一些简单的体检，就开始给你开单，或检查，或化验，或兼而有之。

当你拿着检查单和化验单起身离开的时候，往往会有一种莫名的委屈感，有种不被重视的郁闷感。是的，你在心理上无法得到应有的平衡：自己花了那么多的时间来等待一个人，而这个人却只用10分钟就打发了你。这样的差异，让我们体会到了付出与得到的不公，它让我们感到了自身的弱势，感到了不受重视和尊重。更让人郁闷的是，自己此刻纵使有千般不满、万般委屈，还得在做完检查之后继续排队，继续让专家为自己看病，继续唯唯诺诺，听从安排。

但是，这位令你如此不快的专家，他的做法是否真的有错，他是否真得不够重视你、尊重你?

答案是否定的。

要知道，目前在我国，医疗人才的匮乏早已是不争的事实。据不完全统计，2009年，在我国从事医疗专业技术的工作人员，仅有550万，其中，中专学历的占43%，大专学历的占29%，本科学历的占15%，无学历人员占10%，而称得上高端人才、专家教授的简直就是凤毛麟角。

这就是我国医疗人才的基本现状，有些尴尬，却又无可回避。它导致门诊专家每天都在超负荷运转。

患者太多，专家太少，这种客观存在的不平衡，势必导致专家们能够用在每位患者身上的平均时间十分有限。

设想一下，他如果从上班接待的第一位患者开始，在之后每位患者的身上都多花5分钟，那么，排在第13位的患者就要多等1个小时，那个人如果是你，你愿意吗？

何况，并不是说医生花在患者身上的时间越长，对患者的疾病就能给予越好的诊疗和帮助。

事实上，无论是普通医生还是专家教授，他们在接待初诊患者时，往往都要先进行以下统一常规的程序：简单的问诊、查体，然后开单做一些相关的检查、化验。

其实这个最初的过程，你完全可以在普通门诊医生那里完成。

网上预约、挂双号，灵活就医方法多

为了节省时间，你可以带一个朋友或者家人同去医院，同时挂两个号，一个是普通门诊号，另一个是专家门诊号。让你的同伴去专家门诊处排队候诊，而你则去普通门诊排队候诊。在医生为你做完初步检查之后，按照他的要求去做一些常规、必要的辅助化验或者检查，比如抽血、拍X线片，又或者做心脏B超等。之后，再去专家门诊找你的同伴，在那里继续排队候诊，这样你就能够节省出至少一半的时间。拿着检查结果，在专家那里接受最关键的诊断和治疗方案。

有人会说，在我们很多城市的某些医院，不要说专家门诊，就是普通门诊，也要排队等候。而且，除了挂号看病，我们在进行各种辅助检查时，同样也会面对人满为患的现状。以心脏B超为例，仅一位患者的操作过程，最少也要半个小时（因为心脏内部构造相当复杂，医生需要长时间仔细认真地进行判别），一个上午只能检查8个患者，等得实在太累了。

是的，这些情况的确也是事实，不可回避。那么，要想减少无谓的候诊时间，该怎么办呢？

这需要我们为自己制订一个更加灵活的就医安排。

比如说，你的确是很想在A医院请一位专家看病，但又没有太多的时间消耗在等候上，那么，我们可以尝试在网上进行预约挂号（具体做法会在后面详细讲到）。除此之外，还可以给你一个建议：先找一家与A医院级别相同，但患者不是很多的B医院，在那里做一个初步的检查，并完成需要的各种辅助检查，再拿上你在B医院的门诊病历和各种检查结果，去A医院找专家进一步诊治。

如无特殊情况，A医院的医生会参考并使用B医院的各种检查结果，对你的病情进行诊断，这在业内称为：医疗检查结果互认。可以避免在不同的医院重复进行同项目的检查和化验，能有效利用卫生资源，降低患者就诊费用，简化就医环节。

这样做的好处显而易见：你能用最短的时间完成前期基本检查，然后到专家那里，直接进入诊断和用药环节。

现在，我们再回过头来看之前提到的第三道题：

（3）挂专家号，可以使自己的疾病尽快得到效果明显的诊断与治

疗。（×）

这道题之所以是错误的，就在于“尽快”这两个字。

仅仅等在专家那里候诊而不加入一些就医技巧的话，“尽快”就无从谈起。

3. 省钱又省时的入院时间选择法

时间，是一笔可以经营的财富。

——题注

问清这三个问题再决定什么时候入院

走进医院，最让我们头痛的莫过于三件事：钱、疗效和时间。

在这里先不谈疗效，主要谈谈如何规划我们的入院时间，争取在就医过程中更加省钱、省时。

你姑且可以把它叫做小聪明，但不管怎样，这的确关系到我们自身的利益，所以有必要告诉大家一些有用的信息与技巧。

现在，让我们先作一个小小的假设。假如你是一位患者，在某个周四去医院门诊看病。经过一系列检查之后，医生认为，只有手术才能为你彻底解决目前的疾病困扰。在与医生进行进一步的沟通之后，你考虑到长痛不如短痛，于是决定住院接受手术治疗。接下来，医生大笔一挥，为你开具了一张入院证。

那么下一步，你准备怎么做呢？起身去办理住院手续？

不。在作决定之前，我们有必要从医生那里询问一些更加具体的细节信息：

1. 周六和周日，可以为你安排手术吗?

如果不是急症手术，医院很少会在周六和周日安排手术。你必须确定，以你的病情，是否可以安排在双休日手术？

2. 入院后需要几天才能完成术前所需做的各种化验和检查?

通常情况下，刚入院的患者都会在入院后进行一系列常规检查，只有做完各种化验检查和药液皮试等术前准备工作，才能正式排上手术。这个前期工作，有的医院用一天时间就能完成，有些医院则要用两三天。

3. 哪些情况可能会影响到你的手术日期?

这个问题同样非常重要。既然你确定了要手术，那么，你就要清楚自己目前的情况是否可以立刻手术。

为什么一定要了解这三方面的情况呢？

原因其实很简单，你需要这些情况来分析和判断自己究竟在哪一天办理入院手续更为合适。

如果周六、周日不能安排手术，你的各种术前准备又要用去至少两天时间，那么，你最好避开周三和周四入院。因为你如果在周三入院，那么有很多需要早晨空腹进行的检查就只能被推到周四完成，当你在周四和周五完成了全部检查之后，却已到了周六和周日，医生必然会将你的手术时间顺延到下周一或者周二。那么，你不但要浪费周六和周日两天的住院时间，同时还要多交两天的医疗费用。避开周四入院，也是同一个道理。

总之，只有问清医院的情况，你才能作出正确的决定，不要盲目、焦急地办理入院手续。

下午办理入院手续更省时

还有，我们在选择办理入院时间时，最好避免上午办理，因为住院患者每天需要进行的各种化验，往往都在上午。通常情况下，护士会在早上7点以前就完成抽血工作，并在上午8点的时候由专人统一将血样送往检验室。但如果你是在上午入院，那么，等你办完手续，由护士为你安顿好床位后，你会被告知，自己所需的化验和检查都只能等到第二天早上来完成。也就是说，你白白浪费了一上午的时间，只能呆呆地坐在病床上，无所事事。

事实上，你完全可以用这一上午的时间在家收拾所需物品，安顿好术后的生活，或者在单位把手头的工作认真妥善地交代给同事。等到下午或者晚饭后再去办理手续，这样的好处是你不但有充足的时间安排生活，还能轻松地避开住院收费处拥挤的人流（住院患者的出院手续大部分都是在上午完成的），而你所得到的医疗服务并不会出现任何折扣。

当然，能让你从容不迫的前提必须是自己的疾病可以等得起，并且，你事先咨询过住院部，不必担心自己没床位。

门诊做检查，入院做手术

还有一种节省时间的办法，就是请你的门诊医生把术前需要完成的所有化验检查都开具好，你可以根据自己的时间，在门诊把它们全部做完，再拿着检查结果直接去住院，这样也能节省你的住院时间和费用，便于你更加灵活地掌控自己的生活。

在现实中，我们可能还会遇到这样或那样的原因导致手术不能按照计划的时间表进行，比如你的血压突然升高，或者血糖控制不好等问题，这些都是手术禁忌。这在随后的章节中会为你讲述。

在这里着重提醒一下女性患者，如果你想入院做手术，那么一定要避开自己的月经期，不要在正来月经或者再过几天就是经期的时间段里为自己办理入院手续。因为月经来潮往往是很多女性患者不能按计划进行手术的主要原因之一。

当然，我想说的是，没有一成不变的人生，也没有一成不变的技巧。

能够通过洞悉细节，了解和总结规律，是一种学的境界；而在现实生活中，能够通过节约时间的意识，活学活用的思维和随机应变的灵动，最终快速便捷地达到目的，则是一种用的境界。

4. 女性和特殊人群就医技巧早知道

女性在就医前请注意：不要化妆，不要用香水，避开经期。

——题注

女性：妇科检查遇见男医生，如何不尴尬

作为一名女性患者，我们到医院看病，至少要注意两类问题：一类源于自身，另一类源于医生。

我们先从自身说起。

首先，在看病的时候，切记不要化妆。医生在诊断疾病的过程中，首先要做的就是望诊，通过观察患者的面色及精神状态，来做一个关于疾病的初步判断。

有许多疾病，比如心脏病、肺结核、肝胆疾病、贫血等，都有其各自不同的特殊面容，如果女性患者浓妆艳抹，就会掩盖真实的面容和面色，给正确的判断带来一定困难，同时还容易造成误诊。

比如说贫血患者，如果嘴唇涂了口红，指甲涂了蔻丹，就无法从表象上找到贫血的症状，从而耽误正确及时的治疗。

其次，最好不要使用香水。现代医学已经证实，当人发生某种疾病时，身上会散发出特殊的气味，这些气味大多出自排泄物及呼吸道、消化道、泌尿道、口腔、鼻腔等部位。不同的疾病产生不同的气味。如果使用了香水，很可能会掩盖这些特殊的气味，不利于疾病的诊断。

另外，如果不是急症，最好避开月经期（包括经前和月经中）。因为有许多人在月经前都会出现下腹坠胀不适、腰酸等症状，而这些与慢性盆腔炎、盆腔结核等疾病的症状较为相似。而且，阴道流血时不能做阴道检查，更不适宜进行尿常规等化验检查。

还有，我们一定要在就诊的时候把自己的症状叙述清楚。有些女性患者面对医生的询问，总是吞吞吐吐，不愿意讲清发病经过和原因，有些则答非所问，令人不知所云。特别是在涉及妇科检查的时候，因为害羞，一些必须确定的情况总是唠叨半天也讲不出个所以然，使医生很难正确地诊断和治疗。

另一类的问题则来自医生。基本上讲，很多医院的妇科都有男医生，甚至可以这么说，男医生治妇科病其实比较普遍，不少医院最好的妇产科医生和乳腺外科医生都是男性。

这就出现了一个多少有点令人尴尬的问题：男医生给女患者做体

检，双方要考虑到的不仅是医患角色，还有性别角色。

作为女性患者，虽然知道对方是医生，但毕竟男女有别，尤其是妇科检查，会触及女性患者的私密部位，使女性患者容易出现心理障碍和心理排斥，从而成为一些医患纠纷的导火索。

其实，绝大多数的妇科男医生都十分敬业，他们不会利用工作之便对女性患者作出不尊重的行为。但是，也不能排除有极少数的败类思想龌龊，有可能玷污医生“救死扶伤”的圣洁光环。

那么，作为一位女性患者，当我们因为治病需要，不得不被男医生触摸一些特殊部位时，该怎样面对才是正确的行为呢?

不如让我们先来模拟几段这样的情形，或许能有利于加深我们的印象与感知。

镜头一：

女患者小A因为下体经常出现淅淅沥沥的少量出血和阵阵异味，不得不到某医院妇科求诊，结果发现坐诊的是位男医生，于是心里就不爽起来。

“这里有没有女医生？”小A板着脸问。

男医生瞅瞅她：“目前没有。”

“搞什么搞，看妇科居然没有女医生？”小A语气不善。

“坦白地说，让我现在做变性手术，显然是来不及了。”这位男医生希望可以通过幽默来化解对方的戒心。

“算了，号都挂了，那我就说说我的情况吧。”小A满心不悦又无可奈何地坐了下来。

男医生在进行完常规问诊之后，准备要做进一步的妇科检查，其中包括宫颈涂片。于是他要求小A进入检查室，脱去半边裤子，再两腿分开坐上妇科检查床。小A一听，姑奶奶这不是要被吃豆腐了吗？于是脸一板，二话不说，甩手走人。

临床上像小A这样的患者不乏其人。有些是另找医院，有些则干脆不看病了，回家继续拖着再说。这样的做法不可取，很多患者往往会因此而耽误病情，酿成大错。

建议：面对男妇科医生的时候，女患者下意识的紧张完全是一种正常的心理反应。但事实上，除了职业道德会对他们的言行有一定的约束之外，作为一名医生本身也很少会对女性患者产生侵犯的冲动。让我们想象一下，一名医生每天都要待在诊室里，不间断地一个接一个地查看、诊断、触摸各种各样的女性患者，日复一日，年复一年，查到手累，看到眼花，他们对女性那些熟烂于心的人体结构还不早就麻木了？所以说，女性患者完全没必要为此过度紧张，应该摆正心态，从容面对男妇科医生的诊查。

镜头二：

女患者小C因为在洗澡时发现左乳房内有一个包块，硬硬的，一碰就疼，不得不到某医院乳腺科求诊，结果发现在门诊坐诊的是位男医生，就有些尴尬迟疑了，但是想到要治病，也只好硬着头皮走进了诊室，但她多了个心眼，要求陪同自己前来的丈夫也跟进去。

她的丈夫自然也明白是什么意思，于是拉开架势，用提防多疑的眼神看着男医生，观察着他的一举一动，那模样，好像对方只要有一个出格的举动，他就会报以老拳。

男医生又不傻，一看这架势，是防着自己呢，人家有戒心，咱也别犯傻，愣往枪口上撞。于是，本来他应该仔细摸摸乳腺，检查包块的硬度和活动度，而且还应该在对侧乳房上进行认真检查。可在患者家属的虎视眈眈之下，该医生的手逐渐失去了在女患者乳房上反复摸捏下去的勇气，因此很快就“迫使”自己完成了乳腺包块的触诊。

然而，乳腺触诊对诊断疾病非常重要，如此匆忙造成的结果，很有可能会导致漏诊或者误诊。

建议：不要让丈夫陪伴，这样做只会给三个人同时造成心理不适。除此之外，要尽可能地放松心情。如果还是觉得尴尬，可以适当地用语言来释放一下自己的紧张，比如更积极、更详细地向医生描述自己的病情和担心，通过与医生的主动交流，将自己的注意力转移到疾病上去，从而克服自己心理上的压力与障碍。

镜头三：

一个女性患者红着脸、低着头从妇检室里走出来，后面跟着为她做妇检的医生。医生回到诊室桌前，开始书写门诊病历，突然听到门外一声怒骂，女患者的家人冲了进来，直接上前就揪住了男医生的领口，连声呵斥，后面跟着的女患者则眼含薄泪，又羞又愤。

原来，女患者告诉家人，她在妇检室里被男医生“非礼”了，因为他做了与疾病检查无关的事情。这时候的男医生真是百口莫辩。他坚持自己做的检查是正常妇检的一部分，可女患者却一口咬定不是。于是病没看成，彼此反倒惹了一肚子的委屈与闷气。

建议：作为一名男医生，在医学院学习时就曾被老师告知，为女性患者做触诊，尤其是妇检时，应该在旁边带上一名女护士，以便有第三人为自己的行为作证，避免不必要的纠纷。如果他没有这么做，那么女性患者自己也有权提出这个要求，要求跟进去一位女护士。如果现场没有女护士，你可以请这位男医生临时找一位在医院工作的女性进来，或者，如果你带有女伴，请她陪在旁边也行。男医生是不会反对的，因为这是一种可以保护彼此、减少尴尬与不安心理的正当行为。

聋哑患者：把身体状况事先写下来

你不能期待每一位接诊自己的医生都懂手语，也不能期待医生会耐心地看着你的比画，猜测你的意思，毕竟，医生每天的工作都非常繁忙，他能够给你的时间很有限。

聋哑患者在看病前，首先应该在家的时候把自己的身体情况和不适感觉写在纸上，要尽可能详细。如果你是位老人，看不清或者不识字，可以请别人代笔。当然，如果能带上一位可做手语翻译的家人或者朋友一起去医院的话，那就更好了。

盲人、肢体残疾患者：一定要准备好轮椅

这些患者因为行动不便，往往需要他人的帮助，建议上医院前，

不但要确保有人陪伴，而且最好准备好轮椅，因为盲人伸着手杖在人群密集的地方，容易伤及别人和自己；肢体残疾人员如果用拐杖，排队等候和行走都会感到很吃力，也容易在人多的地方被挤倒、摔倒。

孕妇：穿软底宽松的鞋防滑倒

不要穿拖鞋进入医院。为数不少的孕妇会有下肢、双足水肿现象，在家里喜欢穿着宽松的拖鞋。但是，穿着宽松的拖鞋出门到人多的地方并不是正确的选择，它很容易让你被人踩到或者绊倒。因此，建议孕妇出门前换上软底宽松的鞋，以保护自己和胎儿的安全。

5. 健康状况三要素，了解越多疗效越好

血型、血压、血糖，是每个人都应该知道的关于自身健康状况的基本三要素。

——题注

请注意，这里所说的“自己”，指的并不是局限的个人。人是社会的，人无法独立出现。也就是说，我们要想了解自己，应该先要对自己的家族有一个大致的了解。因为血缘关系，家族给予我们的不只是生命，还有决定和控制着我们身体各个组织、器官和遗传特性的DNA。

因为DNA不同，我们的面貌千差万别，我们的生活方式各不相同。有的人不能吃肉，一吃就腹痛；有的人不能吃蚕豆，一吃就出现

急性溶血性贫血……而这些人，之所以异于常人，正是因为他们不幸从家族中“传承”了这方面的病态基因。

当然，这些不算普遍的具有遗传性疾病的家族，只是地球村里的“小部落”，对我们大多数人而言，不具备广泛性和影响力。但请注意，即使是我们这些所谓的健康人，在身体中也依然存在着许多非常重要的遗传密码，它们潜伏在每个细胞内，与我们的家族基因有关，更与我们每时每刻、分分秒秒的生死存亡有关。

这其中，有三项与基因有关的重要内容，值得我们每个人去了解与关注。它们在就医过程中，决定治疗的成败，甚至可以说决定患者的生死。

记住自己的血型，关键时刻能救命

记住自己的血型，至关重要。

因为至少有一种人会对它表现出莫大的兴趣，那就是你的医生。

在我们的一生当中，多多少少会罹患一些疾病或者遭受意外，在多数情况下，他们都没有大碍。但也有一小部分，酿成的后果却足以致命。

大出血，就是其中之一。

我们知道，大量的出血会导致人体出现失血性休克，如果没有得到及时正确的处理会很快死亡。除了立刻止血，医生考虑到的下一个措施无疑就是输血。

现在，国内各省市的医疗用血都由国家卫生部统一调集和管理，各省市血站的库存准备，也是按照血型比例来储备的，A型、O型、B型、AB型的储存比例一般为30%、30%、30%和10%。AB型血液之所以为10%，是因为该血型的总人数相对较少。然而，比AB型更少的还有Rh阴性血型等。要知道，我们绝大多数人都是Rh阳性血。Rh阴性血在白种人中的比例较高，约占15%。在我国，维吾尔族等少数民族中Rh阴性血的比例为5%，蒙古族接近1%，而汉族人的比例仅为0.3%，属稀有血型。如果同时考虑A、B、O和Rh血型系统，在汉族人群中寻找AB型Rh阴性血的概率还不到万分之三。

了解完这些，下面我们需要知道的是：自己属于哪一种血型?

不要想都不想就立刻作答，先问问自己，你是否真的确定自己的血型？你所谓的知道，是否仅仅是凭着家人的告诉，又或者是户口本上的注明?

要知道，最能让你确定自己血型的方法只有一个：到医院亲自检查。当然，也不必专门抽时间跑去在指头上扎一针，只要你平时因感冒、咳嗽或者头痛脑热走进医院，在医生准备为你开化验单时，记得请他顺便写一项血型检查就可以了。

很好，现在我们终于确定了自己的血型。

如果你的血型是A型、B型、O型或AB型，那么你至少不必为自己需要输血时的血源发愁。但如果你恰好是非常稀有的Rh阴性“熊猫”血，比如O型Rh阴性血，又或者是A型Rh阴性血，那么，一个严峻的问题就不可避免地出现了：在你急需输血时，血源在哪里?

要知道，医疗用血虽然一直处于低温保存，但它也有保质期，一旦过期，就必须废弃。

而在捐血者中，Rh阴性血型者往往少之又少，就算有，保质期一过，也不能再用。因此，Rh阴性血型者必须知道自己血型的特殊性，留意寻找与你在同一座城市，且是同一血型的Rh阴性血的人。这句话听上去有些拗口，但它的确十分重要。

要知道，最好的“血库”是人体本身，你应该与Rh阴性血的人组成“联盟”，主动为自己将来可能会遇到的致命麻烦寻求解决的出路。你们需要彼此互助，因为能救你们的只有你们自己。

你可以通过血库，或者是通过网络，找到自己的“熊猫同盟”。那么，担心就能从此解除吗?

很遗憾，没有。

如果你是一位Rh阴性血型的女性，在怀孕期间，还有可能会出现母子Rh血型不合（母亲是Rh阴性，胎儿是Rh阳性）现象，导致发生死胎、早产和新生儿溶血症。Rh溶血症虽然少发，可是一旦出现，症状就较为严重。发病最快的在出生后5分钟内便在鼻尖处出现黄疸，有的甚至在母体内就出现胎儿水肿，如治疗不及时，很可能造成婴儿死亡或者遗留智力障碍。因此，你在确定怀孕之后，有必要入院观察，检测羊水中胎儿Rh血型的基因，也可直接用孕妇静脉血测出胎儿Rh的DNA，以确定胎儿的血型。

但如果我们不是Rh阴性血型者，是否就不必紧张，可以高枕无忧了呢？当然不是。

如果你是O型血，又是位准备怀孕或者已在孕期的女性，那么，你同样需要注意可能会出现的母、婴血型不合而引起的同族免疫性溶血，也就是我们通常所说的新生儿溶血症。因为O型血的人具有抗A或抗B免疫球蛋白的人数比A型及B型的人数多；A抗原较B抗原的抗原性强，故母亲如果是O型血，胎儿是A型血，得新生儿溶血症的概率就会高得多。

说了这么多，其实就是要强调：要想防患于未然，必须自我重视，早去医院与医生沟通，做好各种产前的必要化验与检查，并配合医生做好相应治疗十分关键。

那么，如果我们是A型、B型或者AB型血，就可以偷着乐了吗？我的回答依然是：NO!

为了更好地说明这一点，我们可以先来看一段简单的DV拍摄片：

镜头开始：

某甲面色苍白、冷汗淋漓地躺在手术台上。头上是无影灯，周围是一群穿着蓝色手术衣的外科医生。一名手术室护士正从某甲胳膊上的静脉血管中抽吸着血样。看到某甲探来的虚弱目光，护士透过口罩，轻声解释说：这些血将被立刻送往医院血库，在那里进行交叉配血实验。

某甲当然明白这一切都是为什么……

某甲刚刚走在街上，意外地被一辆小轿车迎面撞倒。于是，他眼前很快就铺开了猩红的鲜血、眩晕的天空、围观上来的人群，以及匆忙赶来的120救护车上的阵阵闪光。

毫无疑问，某甲需要立刻接受紧急手术和大量输血。

时间就是生命。

各种闪光的医疗手术器械在无影灯下被鲜血染红，医生迅速打开腹腔，用吸引器抽走因器官破裂而流入腹腔的血液；当他敏捷地用纱布沾吸着某甲不断冒血的伤口，在那里一边寻找破裂的大血管，一边不住焦急地询问血配好了没有的时候，谢天谢地，那名护士终于拿着几袋全血出现了。

她和另一名同事来到某甲的身边，共同托着血袋，拿着化验单，一边核对，一边常规性地询问某甲的血型，某甲虚弱地睁开眼，告诉她：“我是B型。”

两名护士对视一眼，再看了看化验单，眼里同时泛起了疑惑：“请再说一遍，是什么型？”

“B型。”

这个回答，令那名取血的护士立刻消失了，她要去的地方是血库，因为她手里拿着的这几袋救命血上，清清楚楚地标明了“A型”两个字。

除了极个别的情况，大部分人在他的一生中，血型都不会改变。

因此，当某甲手术后康复出院，走在阳光下与住院楼挥手告别时，他很难了解到，自己在这次车祸中究竟与死神擦肩而过了几次。

永远不要认为医护人员是从不犯错的天使。他们首先是人，其次才是一个救死扶伤的人。是人，就会有疏忽、打盹、走神、发呆、出错的时候，所以在执行每一个操作前，医护人员都要做到“三查七对”。

如果你对这一段DV拍摄内容的真实性表示怀疑，那么，不妨将“输错血”这三个字打进百度搜索一下，你会发现，输错血的现象在各大医院并不鲜见。

一个人的生命是存在还是消亡，往往都只在一瞬之间。我们能把握的并不多，因此，要想掌控自己的命运，就必须更多地了解自己。

定期测血压，了解自己的身体和心理现状

在这一节的开始，首先请各位配合做一项测试，测试前请看一下时间。

我们面前，放着一个命运之轮，它被平分成了8个区，并被分别写上了8个词，它们依次是爱情、亲情、快乐、智慧、运气、记忆、财富和寿命。现在，你必须在自己的生活中牺牲其中的7个。请权衡之后，依次在你准备放弃的词上打“×”，也就是说，最后你只能从中为自己留下一个。让我们来看看，在你心目中最重要的究竟是什么……

好了，选择完毕了是吗？

第一个问题：在命运之轮上，最为你所珍惜的是哪个？

第二个问题：你用了多久，才选出了它？

好吧，事实上我并不关心第一个问题的答案，我真正想要知道的是，为了完成整个测试，你前后花去了多长时间？用时超过1分钟了吗？如果你完成测试超过了1分钟，那说明你在生活中渴望拥有的太多，想要放弃的太少，你总是在责任和欲望之间不断挣扎，承担着两者给予你的双重压力，而这些压力，必将随着你年龄的增长越来越大。

是的，这就是本节将要讨论的话题：压力。

不可否认，我们在一生中总要经受各种各样的诱惑，各种各样的攀比，各种各样的不称心、不如意。你总要为孩子糟糕的考试分数痛心疾首；为领导的训斥而郁闷心烦；为爱人的夜不归宿辗转反侧；为父母的疾病缠身忧心忡忡；股票跌了、菜价涨了、食物有农药化肥、单位有钩心斗角……

于是你开始头痛、头晕，开始注意力不集中、记忆力减退、肢体麻木、心悸、胸闷、乏力……

终于有一天，你不得不坐在医生面前，开始诉说自己的担心："我不知道自己究竟是怎么了，得了脑瘤，肾病，还是心脏出了问题？"

医生在听完你如此扑朔迷离的陈述之后，既没有让你去做颅脑CT检查，也没让你做心脏B超检查，而是平静地戴上听诊器，打开血压计，将袖带绑在了你的胳膊上。

随着血压计水银柱上的逐渐下降，答案已在眼前：收缩压150mmHg，舒张压100mmHg。

"在这之前，你有没有量过血压？"医生很认真地看着你。

"有。"

"那么请告诉我，最后一次是在什么时候测量的？"

"呃，好像有一回单位组织查体，测过一次。"（典型的答非所问）

"那么，当时的血压是多少？"

"不记得了。"（典型的"不知道先生"）

“家里，有人得过高血压吗？”

“应该……没有吧？”（典型的糨糊脑袋）

“……”

请注意，这样的无效回答完全就是在浪费彼此的时间。医生想要了解的不外乎是你之前的血压情况，有无家族史（高血压病有明显的家族集聚性和遗传倾向，据估计人群中至少20%～40%的血压变异是由遗传决定的）。

让我们倒一下磁带，重新来过一遍，看看究竟怎样回答医生才是正确的。

“在这之前，你有没有量过血压？”医生很认真地看着你。

“有。”

“那么请告诉我，最后一次量是在什么时候？”

“大约两年前。”

“那么，当时的血压是多少？”

“具体数字我忘记了，但我知道那次的血压是正常的。”

“家里，有人得过高血压吗？”

“我不知道住在乡下的奶奶血压到底是多少，但她吃过降压药。”

对，这才是有效正确的回答——你给了医生他想要的信息。

“请明天再来测量一次，如果血压还是这样，那么至少可以确定，你得了高血压，而且最近的不适，很可能与血压偏高有关。”

“可是医生，之前我并没有出现过高血压啊？！”你想不通，或者说是不想面对。

是的，我们有时候总是不愿承认、不愿相信那些曾经只发生在别人身上的疾病，有一天会如此真实地落在自己或者家人的身上。

至今，笔者还清晰地记得三年前，一位被家人称做“身体倍儿棒，吃嘛嘛香，从不生病，完全不知感冒为何物”的中年男子被120紧急送进我们医院急诊科时的那幕场景：

当时，他的家人都已闻讯赶到了医院，在他们的眼里除了惊慌失措，便是茫然无解。当他们从最初的震惊恐慌中回过神来，从医生那里得知，这位中年男子是因高血压引起的脑血管破裂而致昏迷倒地的时候，几乎全都诧异地张大了嘴，并且作出了同样的反应：“怎么可能？一个从来没进过医院，不知道什么是生病的人，居然会有高血压？居然会发生脑出血？！”

“是的，这样的情况并不鲜见。”在将中年男子紧急推进手术室后，一名医生对他的家人这样解释，“长年重病在身的人，很少会出现意外的病情突变，反而是一些平时自以为身体健康的人会突发重病。因为长年有病的人更注意自己的健康状况，他们有自己熟悉的门诊医生，经常去医院做复诊检查，询问医生相关的健康知识，重视他们给予自己的专业指导。而一些平时很少生病的人，往往会不加控制地暴怒、熬夜、酗酒、嗜食垃圾食品、痴迷网游、忽视身体的不适反应，明明血压高了，也不关心治疗，最终就可能导致这种脑出血急症的出现。”

“医生，我父亲也是高血压，都好几年了，他倒是一直在吃降压药。可是，得了高血压到底要不要紧啊？”患者家属中的一名中年妇女听医生这么一说，有点忧心忡忡。

“当然要紧。要知道，一名高血压患者发生心脏病的危险性要比正常人高出6倍；死于充血性心力衰竭的危险性，要比正常人高出5倍；突发脑卒中（中风）的危险性，要比正常人高12倍。”医生的回答很严肃。

“这么吓人？”中年妇女一脸困惑。

“是的，”医生点点头，给出正解，“因为全球每年约有数百万高血压患者死于心脏病、脑卒中和肾衰竭，可我们没有给予应有的重视，这真是一种很怪异的现象。很多人在被医生确诊为高血压后，依然只是耸耸肩，满不在乎。甚至在一些医疗条件很好的发达国家，很多高血压患者也因为个人和政府的不重视而得不到合理正确的治疗与指导，直到组织、器官受到严重损害才有所察觉，可这时，往往已无法挽回。”

“那么该怎么预防高血压呢？”中年妇女明显地紧张起来。

“中老年人一定要学会定期测量血压，可以买一台家用电子血压计，还要注意改善饮食，坚持低盐、低动物脂肪类的食物。当然，还要有适当的锻炼和充足的睡眠。有高血压家族遗传史的人，可以在医生的指导下，按时合理地服用一些抗高血压药物，这些都有助于预防高血压。”

以上病例和对话，告诉我们一个道理：态度决定一切。不要总是在摔倒之后，才去关注倒下的原因。既然生命只有一次，既然时间不可能因后悔而倒流，那就请重视我们的血压，重视我们的处境，做一个懂得规避风险、储蓄健康的人。

血压：血液在流经血管时对血管壁形成的侧压，就叫血压。我们通常所指的血压是动脉压。

收缩压：只要有足够的血液，心脏在收缩时所射出的血液对动脉血管壁的侧压就会上升，其上升的最高值即收缩压（高压）。

舒张压：心脏在收缩后会随即舒张，这时，血液对动脉血管壁的侧压力也会随之下降，血压下降的最低值即为舒张压（低压）。

高血压：收缩压（高压）≥140mmHg，舒张压（低压）≥90mmHg（记住140和90这两个数字），其中只要有一项超过标准，即可确诊是高血压病。

空腹血糖，需要随时注意的健康指数

请问，你查过血糖吗，你的空腹血糖值是多少，最后一次查是在什么时候？

如果某年某月的某一天，你因为身体的某种不适而走进医院，在面对医生目光专注的询问时，很可能会从他那里听到以上这一连串的提问。

要是你对此无法给出明确的答案，那么这位医生肯定会让你的手里多出一张抽血化验单，他需要你化验的项目，就叫“空腹血糖”。

无论你是准备在门诊就医，还是准备住院治疗，你都会发现，化验“空腹血糖”，对一些医生来说，简直就是固定的思维模式和职业习惯。

那么，究竟是什么原因会让医生对我们的血糖如此“宠爱”？难道它有什么特殊的意义吗？它意味着什么，代表着什么？对我们而言，它到底有多么重要？

首先，我们需要了解这样一个概念：血糖对于我们每一个人而言，既是天使，也是魔鬼。

目前，作为世界上第二大糖尿病发病国，我国糖尿病的发病率正在以惊人的速度逐年攀升，并且出现了严重的低龄化，连四五岁的小孩都有发病。

导致糖尿病的危险因素有很多，如糖尿病家族史（糖尿病是一种多基因遗传疾病，有家族发病倾向。据调查，糖尿病患者中有25%～50%具有家族史。也就是说，只要我们的家人中有糖尿病患者，那我们自己便是一名潜在的糖尿病患者）、不良的饮食和生活习惯、体力活动减少、肥胖、大量饮酒、精神紧张等，都可能与糖尿病的发病有关。

导致我们因糖尿病而出现并发症的原因也有很多，其中很大一部分与我们不够重视自我保健，从内心排斥查体、忌讳医院，未能及时发现疾病、治疗疾病有关。而我们要及时发现、预防、治疗糖尿病，就必须首先掌握一个能够确诊糖尿病的重要临床依据，那就是空腹血糖。

所谓血糖，顾名思义，就是我们血液中的含糖量（大部分是葡萄糖）。

在前言部分中我们提到，人类必须食五谷才能生存。为什么是必需的呢？因为我们只有摄入和消化谷物、蔬果等食物，把它们转化为单糖（如葡萄糖），并进入血液，运向全身各个器官细胞，才能维持这些细胞的基本运动。

然而，在一顿大快朵颐的饱餐之后，我们摄食的绝大多数糖分却往往会因机体需求的暂时饱和而无用武之地，只能被转化成糖原，储存在我们的肝脏和肌肉细胞之中，再视人体的需要不断进行储备或者释放，从而维持我们体内血糖的正常浓度。

现在，让我们用心记住下面这两项数据：

① 正常状态下，我们的空腹血糖值是：3.9～6.1mmol/L（记住4和6这两个数字）。

② 在进餐2小时后，血糖值将达7.8～8.9mmol/L（记住7、8、9这三个数字）。

由此可以看出，我们的血糖每天都会在进食后出现暂时性升高，其余时间则处在空腹血糖的正常水平，不断以动态的平衡维系着血糖的产出与消耗，犹如潮汐。

可一旦这种自然的平衡被某些外因或内因打破，我们将会遭遇什么，又该如何面对呢？

好吧，就让我们从你接过医生手里的那张化验单开始，看看会发生些什么。

你来到了化验室的窗前，排队，然后递上交费单和化验单。

检验师看了你一眼，问：“早上吃了没，喝水了没？”

“没。”你揣着水米未进的空肚皮回答。

“把手伸过来。”

于是你伸出了右手。（建议：最好伸出左手，除非你习惯用左手写字、吃饭。）

接下来，你的环指，即无名指指尖被对方用酒精棉球擦了擦。然后，他拿起一个小小的不锈钢“笔尖”，麻利而飞快地扎破了你的手指尖，挤出一滴相思豆似的血珠，然后取血。（如果你除了血糖还有其他需要检查的血液项目，检验师会从你的肘部大血管处直接抽取静脉血。总体上讲，静脉抽血的痛感没有指尖采血那么强烈。）

现在，先让我们再来回想一下，正常血糖值是多少？

对，没错，4和6（确切地说，应该是3.9～6.1mmol/L）。

那么，让我们来看看你最后拿到手里的化验报告单：空腹血糖11.1mmol/L。

你开始意识到了问题的严重性了吧，这么高的血糖意味着什么？

医生从你的手里接过化验单看了看，然后，给了你一个十分简明扼要的回答：“你的空腹血糖很高。凭这个数值就可以基本确定，你患有糖尿病。”

“糖尿病，会……会死吗？”你的脸色因紧张惶惑而略显僵硬。

“作为一种有明显遗传倾向的慢性终身性疾病，糖尿病患者很少会因高血糖而致死亡。”医生很负责、很认真地告诉你。

你不由自主地舒了口气。

听上去还不算太糟，是吗？可惜，人们总爱把最重要的话放在“但是”的后面，医生也不例外。

“但是，由糖尿病所引起的很多并发症却十分凶险，其中血管病变

（心、脑、肾）和各种感染性疾病所致的死亡，占糖尿病患者总死亡率的60%，是糖尿病的主要致死原因。”医生的回答听上去有点冷酷。

好吧，看来自怨自艾是没有用了。这个时候，你必须面对现实。事实上，如果你能做到很好地利用药物、饮食和运动来控制血糖的话，也就能很好地预防并发症的产生。

也就是说，糖尿病并没有我们想象中那么可怕。只是，在你面对这个疾病的同时，必须谨记并且做到医生告诉你的三件事：

第一，坚持测量并掌握自己的血糖。方法是按照医生的要求定时、正确地使用血糖测量仪（如果不知道它的模样和使用方法，请详细询问医生）检测。

第二，坚持按照医生的要求使用降糖药物，同时坚持糖尿病饮食（如果不知道什么是糖尿病饮食，请继续询问医生）。

第三，你必须为自己准备至少一颗糖。没错，我说的就是糖，糖果（不要问医生是什么牌子的糖）。如果空腹中的你突然出现四肢无力、思考力降低、冒汗、手指颤抖等症状，应首先考虑低血糖，请立刻把糖塞进嘴里，嚼烂吞下。

此外你还要准备一张卡片，把它们一起放在身上某个能被别人轻易找到的地方，比如上衣口袋，或是裤兜里。当然，你还得在卡片上写点什么。比如这样一段话：

如果有哪位好心人在街上（或者是这个星球上的其他什么地方）发现本人不幸正处在意识模糊、精神失常、肢体瘫痪、大小便失禁、昏睡、昏迷等任何一种状况下，请立刻拨打120急救电话和我家人的电话133××××××××。并请告诉急救医生我患有糖尿病，目前的症状很可能是因低血糖而引起。最后，谢谢您的善举，您的举手之劳将挽救一个人的生命。

很奇怪是吗？一个贴着血糖过高标签的糖尿病患者，居然要时刻防范低血糖？是的，这正是医生想要告诉你的。

糖尿病患者的血糖虽然普遍较高，但在一些特定时间里，偶尔也会发生血糖突然降低的现象，加上糖尿病患者在使用口服降糖药或胰岛素治疗过程中，也时常会因使用降糖药物而致降糖过猛，引发低血糖性休克。因此，大部分医生都会告诫糖尿病患者，最好随时在衣兜里准备几粒糖。它不是用来哄小孩的，而是用来救你命的。

最后，医生建议你住院治疗：一方面是便于监测血糖；另一方面是想通过降糖药物的使用，找到最合适的治疗使用量。

对一个从来不知血糖为何物的“糖尿病小白”而言，这的确是个不错的选择。

接下来，作为一名不得不躺在病床上接受治疗的糖尿病患者，一个尊重生命并懂得珍惜生命的人，你还应该为自己做些什么呢？

其实你要做的很简单：一是要经常关注自己的身体反应（包括血糖情况）；二是要适时地引起别人，尤其是医生对你的关注。

这两点非常重要，尤其是第二点，更要加以注意。

要知道，在稍微大点的医院里，一名住院医生往往要管15~20位患者，而这些人还具有很大的流动性，进进出出，犹如走马灯一般，别说治病查体，光是手写病历都能把医生给写休克了（目前在国内，还有很多医院没有使用电子病历）。在如此高运转的工作负荷下，我们很难保证自己的主管医生能时刻牢记你化验单上那些不断变化的血糖数值。所以，在此要重点提到一个词，那就是——不厌其烦。

是的，你要学会不厌其烦地告诉主管医生，自己今天的空腹血糖是多少，现在感觉有什么不适；你要不厌其烦地询问责任护士，自己今天的液体里是否加入了胰岛素，加入了多少单位……

想想看，如果你的血糖已经降下来了，可医生加入你液体中的胰岛素却没有随之相应减少，那会是一种什么样的状况？

饥饿、无力、面色苍白、头晕心慌、脉快、冷汗、体颤、幻觉、狂躁、惊厥、抽搐、嗜睡，甚至昏迷……

没错，你将有可能在病床上经历这样一次低血糖休克的洗礼。

所以你必须学会唠叨，学会多问几个为什么。

虽然经常重复同一种意思的话相当无聊，但请相信，这种方法的确能够引起医生对你的关注，加深他对你的印象。就如同某些广告，虽然总爱将“雷人”的广告词不厌其烦地连续重播一样，令人生厌，但不可否认的是，它能十分有效地让你记住它。

或者你并不擅长与人对话沟通，而且害怕在医生面前反复提起自己的血糖，担心这样会引起他们的厌烦。

可你要清楚一点，相比医生们皱起的眉头，你自己的身体状况将更为重要。事实上，极少会有医生对此表示不满，正如本小节的标题告诉我们的那样：血糖，能直接决定我们的手术伤口是不是能够按期愈合，直接决定着我们的感染是不是能够得到有效控制，还能直接决定我们的生存质量、幸福指数，决定我们将以什么样的姿态在这个世界上生活、繁衍。

在笔者十几年的护理工作中，见过患者和医护人员争吵，也看到过患者和患者争吵，但给笔者印象最深的却是一次医生和医生之前的争吵。这次争吵的爆发，讲述起来十分简单，可处理起来却十分棘手。

外科的A医生，急诊收治了一名72岁的男性患者，我们在这里就姑且称这名患者为老张吧。老张是个不爱操心、大大咧咧的人。他明知自己有糖尿病，可心里却从来都不把它当回事。在老伴的监督下，虽然也吃着降糖药，可他却很少去医院复查血糖，不但饮食上不加控制，日常作息时间也不规律，可以说是个对自己的血糖满不在乎，不闻不问的“甩手掌柜”。一天清早，他去城墙公园散步，不小心被一块石头给绊倒了。在摔到地上的那一刹那，老张忽觉胸部一阵撕裂样剧烈疼痛猛然袭来，并且疼痛持续，不能缓解。路人拨通120，紧急将他送往医院之后，医生发现他患有夹层动脉瘤，需要立刻手术。但A医生在给老张做术前准备的各项检查中发现，老张不但患有糖尿病，而且血糖还高达26.0mmol/L，尿里还有“酮体”！

冲突就在这里爆发了：A医生认为，以老张目前的血糖状况，至少也要把血糖降到11.0mmol/L以下才能考虑手术，而B医生则认为老张的夹层动脉瘤十分凶险，一旦动脉瘤破裂，将导致胸腔内大出血，必须尽快手术。两人各执一词，互不相让，吵到激烈处，甚至摔掉了病历。

事实上，他们两人的说法都有道理，在这么高的血糖下做手术，风险的确太大，很可能会危及老张的生命，但如果不及时手术，老张体内的夹层动脉瘤就如同一颗定时炸弹，随时都会“爆炸”！怎么办？

其实，处境两难的不仅是医生们，在这个时候，真正感到后悔和害怕的还是老张自己。如果他之前能经常检测血糖、控制血糖，又怎么会遭遇到这样的困境呢？可见，对于疾病本身而言，最重要的责任人不是医生，而是患者自己。

一个合格的糖尿病患者，不但应该比任何人都更加了解自己的血糖状况，还应该明白高血糖可能带给自己的潜在风险，并能适时地向医生表达自己的不安和忧虑。老张的困境无疑在告诫我们：只要有机会，就不要忘记为自己查查空腹血糖。只要血糖异常，就一定要引起重视，配合医生积极降糖，避免像老张一样，受制于“糖”。

糖尿病是慢性的、隐性的、“甜蜜”的杀手，早期往往难以察觉。而糖尿病患者同时又是脆弱的、易伤的，一旦被确诊，不要逃避，要尽可能多地与主管医生和责任护士进行交流，努力引起他们对自己的注意，尤其是在控制血糖和可能导致的并发症方面，要多提问、多唠叨。

毕竟，从你踏进医院的那一刻起，血糖的高低就直接影响着你手术愈合、伤口处理、控制感染等方面的最终成败。

6. 好记性不如烂笔头，建立自己的“健康信息库”

我们需要为自己的身体状况留下一些文字，因为记忆并不可靠。

——题注

健康日记，给医生最明确的诊断帮助

医生在面对患者，尤其是初诊患者的时候，首先要进行一项非常必要的诊疗行为，叫做问诊。

面对医生的询问，如果患者因病无法作出回应，就需要家属来替他回答。这一过程十分重要，因为之前互不了解，医生迫切需要从患者那里获取一些与疾病有关的重要资料，比如他的既往病史（就是过去还生过什么病），有过什么特殊不适，之前有没有遭遇过什么突发

事件等，以便对患者的病因作一个相对科学的对比与考量。

可以说，问诊在医生正确诊断病情、及时救治患者的过程中，起着非比寻常、不可或缺的重要作用。

然而，问诊对医生而言，有时往往又是一件令人颇为头痛的苦差事，因为他没有挑选患者的权利。比如说，他很可能会十分不幸地遇到眼下这样一对前来求医问药的夫妇：

医生："你最近一次来月事是什么时候？"

妻子："哎呀，这个我有点记不清了，老公，你还记得不？"

丈夫："嗯……呃，大概是上个月……7、8号吧。"

妻子："不对不对，上个月7、8号是周末，我们还去游泳来着。"

丈夫："那……可能是上个月中旬的事吧。"

妻子："上个月中旬我在外地开会，不记得来过月事。"

丈夫有点恼了："那你说是哪天？"

妻子也跟着恼了："我要记得还用问你？"

"你有病是吧？哪个男人没事干了记这个？"

"你才有病！一天到晚就知道工作，我的事你什么时候关心过……"

坐在两人对面的医生，只能痛苦地揉揉太阳穴……

其实在现实生活中，这样的患者和家属可以说比比皆是。因为记忆很多时候都被我们当做了没有价值的垃圾，随手丢弃，当真正需要时，才发现能被认真捡回的实在是少之又少。

想想看，你、我，包括很多人在内，是不是都曾有过这样的经历：就在我们盘算着想说或者要做某件事的时候，却被人一句话岔开，之后，便怎么都想不起那是件什么事了；又或者，我们会将一些重要的东西放在了自认为安全可靠的隐蔽处，可过了些时日想要用它时，却发现自己居然想不起那个所谓的安全隐蔽点究竟在哪儿了。

面对着明明丢失了什么却偏偏想不起来的那片茫然，我们不禁要问，自己的记忆到底怎么了，是什么腐蚀了它？

答案只有一个：时间。

没错，时间是腐蚀一切的元凶。

想想看，昨天的这个时候，你正在做什么，两天前的事你还记得多少，三天前的呢，四天前的呢？笔者不知道生活中有多少那种记忆力超强的，反正自己试想了一下之后发现，能想起来的事可以说是寥寥无几，简直少得令人沮丧。

原来在不知不觉中，时间就像漫天席卷的狂风黄沙，能轻易掩埋掉我们的过去，包括一些对于我们而言还是十分重要的信息。

健康日记，给医生最明确的诊断帮助。只要我们能用纸和笔将所发生的事情及时记录下来，写成日记，坚持写几天之后，你就会惊奇地发现，记在纸上的那些文字其实就像一张耐用的渔网，总能从流逝而去的时间中捞回大量的信息，帮助我们重建过去。

然而，在这样一个快速发展的网络时代，究竟能有几个人愿意拿起笔来写日记？我曾问过一些身边的朋友，得到的回答几乎全部是NO（否定）。究其原因，多数的回答是没时间、没精力、没习惯。

但谁都没有提到事实本质，那就是——不重视。我们在潜意识中认为，自己没必要去花费时间长篇大论地记些鸡毛蒜皮的小事。

其实，我们的日记有时候只需要很简短的几行文字，写清以下三点就OK了：

（1）时间。

（2）人物。

（3）某些经历或者感受。

比如此刻，有位中年男子正在书房的灯光下，写着这样一篇日记：

2010年5月8日

昨天晚上跟孩子怄气，气得一晚上没睡好，今早起来头有些木木的，右边肢体也开始有些不听使唤了，说话也有点含糊不清。我谁也没理，也没去医院，一个人闷睡到晚上，一切又都恢复如常，没事了。

看到这里，或者会引起读者的疑惑：如此简单琐碎的两三行文字，对我们而言，究竟能有什么意义？要回答这个问题，且不妨让我们的时间快速流逝，提前来到4天后的5月12日看一看：

在这天中午，写日记的中年男子在家中突然再次出现了肢体活动不灵、说话口齿不清的现象。他的家人发现后不觉惊慌失措，连忙打了个电话给一位当医生的朋友。这位医生赶到他家里之后，首先要做的自然就是问诊，他需要判断中年男子眼下得的究竟是脑梗死还是脑出血，因为这两者的治疗方案是截然不同的。

于是，医生问他，在此次发病之前，还出现过哪些症状，有没有生过气，有没有过高血压？中年男子想了一会儿，口齿不清地告诉医生，自己之前也有过这么一次，但是没作什么处理又渐渐恢复正常了。

医生闻听，心里不禁一动，连忙询问他上次从发病到恢复正常大约用了多久时间。中年男子回忆了半天却怎么也想不起来了，虽然只过去了短短4天，但他只记住了事情的大概，细节已完全模糊了。不过，不要紧，他有日记！

翻开日记，几行记录跳入了医生的眼睛：今早起来头有些木木的，右边肢体也开始有些不听使唤了，说话也有点含糊不清。我谁也没理，也没去医院，一个人闷睡到晚上，一切又都恢复如常……

就是说，从出现症状到恢复正常，没有超过24小时！合上日记，医生的心里有数了。中年男子的病症既不是脑梗死，也不是脑出血，而很有可能是一过性脑缺血。

他决定让中年男子继续在家休息观察，并告诉其家属，患者很可能还会像上次一样，在24小时内恢复正常。不必过于担心，可一旦确诊，也不能对这种反复发作的一过性脑缺血掉以轻心，应尽快开始对症治疗，避免可能出现的脑梗死。

你看，真相就这样低调地藏匿在我们日常的记录当中，它不但能为我们指点迷津，有时，甚至还能力挽狂澜，救自身于生死一线。

比如眼下，在某城市的某幢居民楼里，有位年轻人刚从床上爬起来，洗了把脸，揉着乱糟糟的头发一屁股坐到写字桌旁，打开日记，这样写道：

2010年5月10日

昨天跟朋友出去喝酒，喝得有点多了，不小心从楼梯上摔了下来，头撞到了墙上，撞得眼黑了一会儿，虽然头上起了个血疱，不过好在还没有破相。他××的，老子最近可真够背的！

10天后，当他已完全忘掉这事儿的时候，却在单位上班时莫名其妙地开始出现一些严重不适：头痛、视物模糊、恶心、想吐……同事连忙将他送往医院急诊室。

测血压，不高，也没有任何既往史。医生开始问诊：

"最近有没有打过架，或者出过什么意外，致使脑袋受伤？"

"好像……没有。"

"有就是有，没有就是没有。"

"没有。"

"你最好再想想看，不要有任何遗漏。"医生严肃地皱起眉头。这个年轻人的临床症状显示有脑出血的可能，而颅内出血会引起非常严重的后果，必须尽快确诊救治，可他完全没有任何脑出血的诱因，而且在脑出血初期，头颅CT检查也很少能够提供确切的影像诊断，所有这些都无法支持医生的怀疑。

"想不起来了……要不，让我先翻翻自己的日记？"年轻人实在没招了，只好无可奈何地请求。

日记，很快被他的家人送到了医院。在翻到10天前的那篇日记时，年轻人终于为医生找到了答案：2010年5月10日，昨天跟朋友出去喝酒，喝得有点多了，不小心从楼梯上摔了下来，头撞到了墙上，撞得眼黑了一会儿……

这个年轻人在近期有过头部外伤史！

医生现在有理由高度怀疑他是外伤性脑出血。据此，诊断有了指定性方向，同时也为救治这位年轻人节省了宝贵时间。

通过以上两个事例，我们可以清楚地看到，记忆对于人类而言，是多么不可依靠地存在，它会被我们的大脑快速地删除处理、臆想篡改和“马赛克化”。

看来，在这个信息量空前庞大的网络时代，每天花几分钟时间，拿起笔来记录我们生活中的点滴，仍不失为一种值得期许的行为方式。

尤其是对那些身体长年欠佳、记忆力逐渐衰退的中老年人来说，养成随笔记录的好习惯，将能为自己的生活提供一份更加确切牢靠的保证。

一旦下定决心，那么剩下的问题就简单多了：我们只需要拿起笔，翻开日记本，天天坚持记录，并记得把它放在固定的地方就可以了。

是的，坚持很重要。现在有一种21天理念健康法十分流行，专业人士指出，人的习惯一般会在21天左右形成，如果在这21天中能够坚持下来，那你就不会再感觉到难受了。因为它已经形成了习惯，形成了一条生活的轨道，一股无须推力的惯性。

日记，作为一种传统的记录方式，它的优点是内容具体、详细；缺点是在查找我们需要的信息时，会用时较长，比较麻烦。

适用于：不排斥日记，会写字的所有人群。

健康日历，身体状况“晴雨表”

如果你不喜欢日记，对成行的文字深恶痛绝，又或者不喜欢留下太多隐私，担心它会被人窥视，以致遗患无穷。那么在这里，教你另一种记录方法。

在你的工作环境中，有没有台历，有没有挂历？

如果没有，现在就去买一个，这东西很便宜，也很实用。然后为自己准备一支笔，什么颜色的都行，把它固定在台历（挂历）上，最简单的方法就是用一根绳子绑住笔的尾端，再将绳子的另一头绑到台历的环形圈上。这样可以保证你在任何时候都能找到笔来记录。

因为台历上有明确的月份、日期，因此我们完全可以省掉在日记上必须书写时间这一项。接下来，就是在相关的时间上做个标志，然后注解上几个简单的字词或者数据就可以了。如果是一些不愿让人知道，有些尴尬的事，可以用一些隐蔽性的代用词。

比如，5月13日这天，你来月事了。拿起笔，在5月13日这一天画个钩，注上“亲戚来了”。

又比如，5月20日这天，你感觉有些头晕不适，量了下血压，然后，可以在这个日期的旁边记上你刚刚测量出来的血压值。

这些不需要你花费多少时间和耐心，只是很简单的几个词、几个字，但它却有可能在某月的某一天，让医生看到重要的信息，从而救你一命。

对于本身就有高血压或者高血糖的患者而言，这样的记录方式则更为实用。因为是慢性疾病，测量血压和血糖是这两类患者必须认真履行的任务，在相对应的日期上认真注明它们的数值，对于医生了解你的病情变化，调整今后的用药类型、用药剂量都具有非常重要的参考价值。

这种利用台历来进行记录的方式，优点是一目了然，缺点是内容不够详细，且不能随身携带。

适用于：拥有固定场所可供自己长时间休息或者工作的人群。

虚拟短信，用手机建一个健康备忘录

还有第三种记录工具，就是手机。之前，我们所说的日记和台历这两种记录方法都没有离开纸和笔。那么手机，又是一种怎样的记录形式呢?

可以说，它称得上是一种更加快速、简洁，在缺少纸笔的情况下，可以随时随地进行记录的实用性工具。

我们的手机，能做的不仅仅是沟通人际关系，传达信息，它还有十分实用简便的记录功能。

这里指的并不是手机上所设置的“记事本”或者提醒闹钟，而是要向读者介绍另一种形式的手机记录模式——虚拟短信。

比如说你有高血压，每天都要测量血压并记录，但有时候你不能保证自己身边放有纸和笔，又或者怕记录数据的本子、纸张被自己遗失。那么，你可以拿出手机，首先键入一个至少3位数的简易号码，比如说123、234等，再将这个号码编辑姓名为“血压”，保存在电话号码簿里。

为什么至少要是3位数的号码呢？

因为3位以下的“电话号码”是不被手机认可的，无法使用。好了，下一步，就是测量你的血压，然后记录在手机上。怎么记录呢？

从电话簿里调出联系人“血压”，然后在信里写上你的血压数值，如果你的高压是140mmHg，低压是90mmHg，就可以写上“140—90”，然后按下确定发送键，给“血压”发送短信，当然，根本没有123这么个有效号码，于是手机便会提示你发送失败，内容自动转存到了发件箱或者草稿箱里。

记录完毕。

一旦医生需要了解你近期的血压状况，你可以拿出手机，在发件箱或者草稿箱里找到“血压”，因为手机会显示每次发送短信的时间，所以你可以十分快捷地查看到自己十几天甚至几十天前的血压状况，而不必担心自己辛辛苦苦记录在纸上的数据会因为一些意外原因而丢失。

用手机进行记录，优点是它能为你提供一个准确到秒的记忆平台，且能随身携带，称得上简洁、实用。缺点是一旦手机没电，就没法记录。

适用于：会使用手机短信功能，且需要频繁记录数据的人群，比如记录血糖、血压、尿量、呕吐次数等数值。

归根结底，无论哪种记录方式，都需要我们用心去做，把这些微小的身体变化及时地记录下来，以备不时之需。形式是次要的，用心才是主要的。

7. 网络，足不出户学医学知识

能否成为一个聪明的患者，有时，要由我们点击鼠标时的那根手指来决定。

——题注

不可否认，一个人的时间与精力是有限的，它直接导致我们能够深入接触和学习的知识非常有限。因而，当我们的身体出现某些不适时，往往会因为缺乏相关的医学知识而充满困惑：

为什么我的胃，总会在饭后疼痛而不是饭前?

为什么自己患的是颈椎病，胳膊却会跟着发麻?

为什么月事已经干净了快10天，今天却又突然来了?

为什么……

这么多问号，该靠谁来解答？

去医院？这无疑是最踏实的选择。但实际上，我们对医院始终心怀忌讳，不到万不得已，绝对不会去那里“串门”。同时在潜意识中，我们也并不希望在健康问题上总是小题大做，草木皆兵。

于是，通过网络来获取我们想要的信息资料，就成了我们现学现卖、临时抱佛脚的首选途径。虽然，互联网并不能使我们拥有系统而全面的专业知识，但它能有效地淡化我们因无知而衍生出的某些揣测与不安。

但请注意，任何事物有利就有弊。在鱼龙混杂，拥有10多亿网民的互联网上，我们到底该听谁的？那么庞大的信息量，又该看谁的？面对网络搜索引擎，该怎样查找相关的医疗知识？在网上，哪类信息对我们才是真正有用的资料？

要解答这些疑虑，首先让我们来确定一个搜索引擎和想要查询的主要内容，做个过程演示。

以“百度”为例，假设我们想查询这样一个问题：“目前治疗高血压的药物都有哪些，都有什么样的不良反应？”

该怎么做呢？在搜索引擎里录入“高血压”三个字？

那就试试看。

不到1秒，百度就会为我们搜出多达上亿条的相关信息！

好吧，勉强先在这1亿个网页中点开几个瞅瞅。

结果呢？都是些在文章中含有“高血压”这三个字的医院网站或者卖药的广告，对我们而言，完全是一堆无用的垃圾。那么，怎样做才是对的呢？

掌握搜索语法，一步到位找到自己想要的资料

第一招：用“intitle”（标题搜索）缩小搜索范围。

我们可以用“intitle”这个搜索参数，缩小搜索的范围。“intitle”的标准搜索语法是“关键字intitle：关键字”（冒号要在英文状态下输入，与后面跟的关键字之间不要有空格）。请注意，“intitle”后面跟的关键字，应该是多个关键字中最重要的词，比如，想查找治疗高血压的药物和它们的不良反应，那么“高血压”这个字就非常关键。

套用“intitle”的标准搜索语法，选择“药物intitle：高血压”来搜索一下。OK，搜索出来的结果还不错，只剩下了19万个，但对于我们的眼球而言，这些还是太多，下一步，又该怎么办呢？

第二招：使用多个关键词。

如果我们输入一个关键词，返回结果几十万个，而前两页中都没有我们需要的东西，这个时候，我们就要考虑增加关键词。

通常情况下，提供的关键词越多，搜索引擎返回的结果就越精确。比如，在使用的关键词中再加入“治疗”“不良反应”等名词，搜索出来的信息就会明显减少。

一般而言，当搜索返回的结果条目数在1000个左右时，就很容易在前两页的条目中找到跟自己需求相匹配的内容。

但是有一点请注意：一定不要把自己的不适症状作为关键字来搜索，因为同一种症状，往往会在十几种疾病的临床表现中出现。比如我们搜索“头痛”，会发现人体在很多情况下都会出现“头痛”，比如失眠、脑梗死、高血压、脑震荡、脑出血，甚至打架、斗殴，

等等，这些杂乱无章、令人无所适从的信息，非但不会给我们任何帮助，还会让我们更加不安，难知真相。

第三招：学会思考，改进搜索提问。

有不少人在搜索一到两次未果之后，就会有放弃搜索的念头，想当然地以为自己想要的信息网上可能没有。事实上，一两次失败的搜索正是在提醒我们：自己录入到搜索引擎上的提问方式可能不对，需要进一步改善。

可是，怎么改才是正确的呢?

我们不妨留意一下刚才搜索出来的那些结果，虽然它们离自己想要的信息资料还有差距，但其中某些相关的内容，却能够给我们以启发。我们只要据此再重组一个新的提问，继续搜索，通过这样环环相扣的递进搜索，就能很快找到自己的需要。所以说，在一次成功的搜索中，重要的不只是技巧，还有坚持。

第四招：使用符号，精确匹配。

有时，为了能够做到精确查找，我们输入的查询词会比较长，但在搜索出来的结果中，那些查询词却很可能是被拆分的。如果不想让它们被拆分，可以试着给查询词加上双引号。

如果搜索结果中有某类网页我们不想看，并且这些网页中都包含着某个特定的关键词，那就用减号语法，去除含有这一特定关键词的所有网页。

例如，我们搜索高血压，是希望查阅一些有关防治方面的知识，但却发现了很多关注高血压并发症的网页。那么，可以在搜索引擎上录入：高血压 —并发症。注意，前一个关键词和减号之间必须有空格，否则，减号会被当成连字符处理，从而失去减号的语法功能。

练就慧眼，查找权威、有用的信息

现在，我们搜索出了“高血压药物与它们的不良反应”的相关信息上万条，下面要做的就是甄别这些信息的专业权威与实用价值。

第一，留心信息来源

经常使用网络搜索功能的人都知道，有些网站为了增加点击率，会付费给某个搜索引擎，以便能让自己的信息出现在靠前的位置。此外，因为搜索引擎会对常用的关键字进行搜索，所以许多站点会在自己的网页中隐藏同一关键字的多个副本，使搜索引擎不再去查找Internet（因特网），这样能返回与关键字相关的更多信息内容。

因此，在搜索结果出来后，我们应该快速地分析一下这些结果所显示出来的标题、网址和摘要，这有助于我们迅速选出更为正确可信的信息结果，节省大量时间。

当然，到底哪些才是我们真正需要、有价值的内容，这要取决于我们在寻找什么。但不要忘记，评估网络内容的质量和权威性是我们在整个搜索中非常重要的步骤之一。

第二，明确方向，切忌迷失

网上的信息很杂，许多信息比较有趣，也有很多地方充满了暧昧。例如，经研究发现，某种降压药的不良反应有服用药物伟哥的功能云云。我们就好奇了，然后就势再一搜，搜到药物伟哥，再一搜，搜到因使用伟哥而变身成“一夜七次郎”的某位名人，于是去察看这位名人的无数风流韵事……

看，我们在网上查找信息的时候，经常会出现这样的状况，搜着搜着就忘了自己当初想找的是什么了。所以在网上搜索的时候，不要偏离主题太远。在搜索之前，应该有个大概的计划，并且要经常提醒自己，只查阅与自己需要的内容相关的网页，至于别的信息，要学会视而不见。

网络挂号，足不出户与医生交流

不可否认，在网上查询出来的各种信息资料，只能满足我们在医疗知识上的部分欠缺，在获得一些相关的知识储备后，我们依然需要从医生那里接受专业的指点和建议。

那我们是否也能足不出户，就与医院里的医生在网上进行沟通呢?

当然可以。

第一，网络预约挂号和咨询服务

目前，各大医院通过网络进行预约挂号的系统大致分为两种：一种是封闭式预约挂号系统；另一种是集约式预约挂号系统。

顾名思义，封闭式预约挂号系统，只能在某医院自己的网站上使用，也就是说，只能在这家医院与网上挂号患者之间存在互动，是封闭式的。比如我们要去某医院看病，想先在网上预约挂号，那么，可以先上网搜一下它的官方网站，再点击进入。通常情况下，我们会在该医院的网站首页上看到一个可浮动的窗口，上面注有“在线咨询挂号”等字样。点击进入，再按上面的提示逐步进行就可以了。

集约式预约挂号系统则是目前正在国内各大医院迅速推广的一项预约挂号服务。这种全国门、急诊预约挂号服务系统可以让所有医疗机构在网上实现预约挂号功能，无论在任何地方我们都能上网挂号。如果某医院的某位专家因临时开会或因突发事件而停诊，服务中心的工作人员会立刻与该专家的所有预约患者联系，帮助我们改挂其他的专家号，或者为患者另行安排看病时间。通过他们的协调，可以避免因停诊而出现的医患纠纷。

在这里，有两点需要我们注意：

（1）即使是在网上挂号，我们的个人信息也应该是翔实准确的，因为只有实名挂号，才能切实保护我们自身的利益。

（2）我们可以利用咨询互动对话框，在网上与院方进行一些简要的交流，比如询问某位医生的出诊时间，或者该院对某种疾病都有何种治疗手段，哪位医生在这方面比较知名等，但不要涉及过细的治疗方法。毕竟，我们很难指望此时坐在电脑那一边的是位医学名家或者专科医生。何况我们的病最终是需要“看”的，没有哪个医生仅仅通过电话和网络，就敢为他人的疾病下结论、开处方。

第二，医院网站论坛

和很多企业网站一样，不少医院在自己的网站里设有医患互动园地，有些会根据病种进行分类，比如某患者想了解治疗近视的准分子激光手术，就可以直接点入“眼科”，然后在里面留帖，询问有关事宜，眼科医生会在空闲时间上网，及时给予回答。

注意，这种交流同样不能过于细致，因为医学是非常严谨的学科。如果医生认为患者的症状疑似××病，也只会建议患者进行预约挂号，亲自到医院来就诊，因为很多检查都只能在医院完成。没有医院检查结果的支持，就像警察没有证据不能确定犯罪嫌疑人一样，医生无法确诊你的病情。

请记住，网络只是一个为医患之间提供沟通交流的信息平台，它并不具备医院的社会功能。

最后，需要提醒朋友们一点的是：无论我们通过网络获得了多少医学知识，在现实中都只能把它们当做参考资料，我们可以用这些知识与医生进行更深层次的交流。但请注意，口吻不应该是怀疑的，而应是假设和求教的。

在专业人士面前要学会尊重，用网上的一些零星知识来现学现卖地质疑医生的权威是很不明智的，至少，会引起医生情绪上的不适与反感。如果你确实对这位医生的诊断或者治疗方案心存疑虑，可以抽时间多去询问几位医生，进行比较，理智判断。

8. 没病先防病，有病不怕病

人类的情绪具有一种不可捉摸的力量，它有时能够帮助我们治愈病痛，有时则能击垮我们的意志，毁灭世界。

——题注

疾病是只纸老虎，你强它就弱

如果，无知者真的无畏，那么，反之，作为这个星球上最有智慧的高等生物，人类的恐惧感就应该会比其他动物来得更加深刻与猛烈。

事实也确实如此。

有时候，人类的情感承受力的确非常脆弱。

有一年，我在医院还只是一名普通的肿瘤科护士，一个面色苍白的女人，住进了我负责护理的病区。我在这里姑且称她为13床。

13床是一个回民，40多岁，看上去精明能干。翻开她的病例，已确诊是癌（忘记是什么癌了），因为瘤肿所处的位置不好，已无法手术切除。

通常情况下，医生为了稳定患者情绪，会对这类绝症患者隐瞒病情。因此她一直都以为自己得的是良性肿瘤，于是，她一边等待那永远不会到来的手术，一边忙着安排自己的家庭和工作。随着化疗的顺利进展，医生甚至乐观地预期，她能活过一年。

可惜，这份乐观只维持了一周。因为她家人的一次无心之过，13床知道了自己病情的真相。

至今，我都能清楚地记得，13床被“癌”这个字突然打击后的反应：直愣愣地坐在病床上，表情呆滞，似乎任何人、任何声音都不再被她感知，整个人处于近乎灵肉分离的空洞状态。有时，她会突然抱住自己的身体，然后颤抖着喃喃自问：“我在哪儿？”

没有人回答她，因为大家都知道，她并不是真的需要答案。

“我的人呢，怎么办，怎么办，我在哪儿，会在哪儿？没有了，没有了，再也没有了……”她不停地呓语，不理会任何人的安慰，整个人完全处在一种对死的极度恐惧之中。

3天后，仅仅在知道真实病情的3天之后，她就死了。

不是死于癌症，而是死于恐惧。

她对死亡所产生出来的极度恐惧，在笔者的记忆中留下了如此深刻的印象，以致事情过去了10年之久，笔者依然忍不住想要以她为例，提出这样一个疑问：为什么，那样一个精明能干的女人，会在短短3天的时间内，就被自己内心的恐惧彻底打倒，迅速凋亡了呢？

我们每个人都应该有过这样的经历，在面临一个突发的紧急状况时，会立刻感到心跳急速，呼吸加快，有一种东西会像闪电一样从身上掠过，这就是肾上腺素正在体内迅速出击。

要知道，内分泌系统在我们面对危险时，反应会十分迅速，迅速分泌的肾上腺皮质激素和去甲肾上腺素能使我们心跳、呼吸加快，血压快速上升，使我们能在紧张关头瞬间聚集起不可思议的力量来逃离危险。

但是，过量的去甲肾上腺素也能像蛇毒一样，立刻置人于死地，这就是“人吓人，吓死人”的原因所在。

当然，13床并不是因为一刹那的去甲肾上腺素超量分泌而致突然死亡的。有英国研究人员对将近5000名实施过癌症手术的患者进行了追踪调查，他们发现，那些能够注意精神调节、相信自己能战胜疾病的勇敢者，10年以上的存活率高达31%，而那些精神沮丧甚至绝望的胆小者，绝大多数在手术后不久就颓然死去。

研究证明，缺乏抗争精神的人，其不良的心理状态能直接影响我们的大脑和机体免疫系统机制，从而减少体内固有的杀灭病原微生物的能力，导致机体内有抗病能力的分泌物大量减少，致使患者在病魔的进攻下，很快失去防御和抵抗能力，快速沦为疾病的牺牲品，比如13床。与此相反，敢于与命运抗争的勇敢坚毅者，即使面临着灭顶之灾，仍然能够阳光、健康、充满幸福感地继续生活。

因此，请牢记这一点：乐观积极的抗争精神是战胜疾病的首要武器。

三大方法，让疾病奈何不了你

对死亡的恐惧、对疾病的不安与焦虑，其实每个人都有，但程度不同，结果往往也会有所不同。虽然有些与性格相关，但认识到情绪的重要性，有意识地人为干预，这种积极的行为也十分必要。尤其是在疾病的治疗过程中，在遭遇病痛折磨时，我们不能自暴自弃，不能放纵自己一再沉溺于不良情绪中。

这里介绍一种方法，教大家将自己的注意力从死亡或者疾病等令我们不安的东西上转移，转移到另外一些事物上，从而减少不良情绪的产生。这种方法，在心理学上叫做“移情”。

所谓“移情”，就是为了让我们在治病过程中正确地控制情绪，有意识地去关注那些自己平时感兴趣的人和事（要保证饮食和睡眠的质量，坚决不能酗酒和吸毒）。

如果觉得自己实在没有什么爱好，那么，可以尝试以下一些特定的方法来转移注意力。

方法一：运动。当恐惧感袭来时，人体的肾上腺素会加速分泌，而当我们活动时，机体则会消耗肾上腺素。因此，当我们感到恐惧不安时，尽量不要坐着不动，而应该告诉自己：“站起来，活动活动。”

我们可以选择打扫卫生、外出散步、打网球，或者疯狂购物，无论是哪一种，都是为了能让自己起身走动，只有运动，才能消耗掉我们体内分泌过多的肾上腺素。

如果你因故无法走动的话，不妨试着收缩及放松各部位肌肉。收缩大腿肌肉，然后迅速放松。这种一紧一松的肌肉运动也能消耗肾上腺素。

方法二：专心。当我们因疾病而感到恐惧不安的时候，可以强迫自己做一些需要全身心投入的事情来达到移情的效果，比如心算、阅读、朗诵或深呼吸。当我们全身心投入的时候，就可以减少恐惧的想法或者不良的心理阴影，身心会因此而慢慢地平静下来，不致失控。

方法三：遐想。学会积极、阳光的自我鼓励。每天睡觉起来，对镜子里的自己大声说：“你会健康起来的，加油，今后的日子还长着呢！”

一旦有恐惧袭来，要立刻掐断不良念头，刻意地想象一下，自己身体里的病毒正在被药物扼杀，被自己的白细胞吞噬，而自己很快就要恢复健康了。

这是一种积极的心理暗示，它能使我们活得更加从容、更加阳光、更加健康。

9. 突发急、危、重病时，该怎么做

人生最大的悲剧，在于我们不知道该如何避免和处理悲剧的突然出现。

——题注

作为本书第一部分的结束篇，本部分内容最重要的意义在于，我能够通过一些事例告诉大家——自己至少应该拥有哪些就医方面的基本知识。

我们只有懂得了这些，才能更好地与医生交流，提供他所需要的东西，配合诊治，尽早康复。

在现代人应该具备的基本医学知识中，有一项是我们每个人都必须掌握和学习的重要知识点，那就是院外急救。

在我们的一生当中，除了成功、爱与阳光，还会遇到一些难以逃避的突发事件需要我们正确地处理和面对。这就是院外急救，是我们必备的生活常识之一。在“一切皆有可能”的今天，当我们或者我们身边的人突发意外，出现急、危、重症时，到底该做些什么才是对的呢?

遭遇意外时，正确的呼救方式

面对突发状况，应该立刻拨打120急救中心电话。这是一个连小孩都知道的生活常识，但奇怪的是，在危机时刻，却往往有很多成年人没能做好这最为关键的第一步。

错误原因一：乱拨电话。

没错，无论是120还是119的急救人员，在工作中都会或多或少遇到这样的情况，当急救中心接到电话，用最短的时间紧急赶到事发现场之后，却会莫名其妙地受到别人这样的愤慨痛斥：“你们120真是太不负责了！我一个劲儿地给你们打电话，可就是没人接！国家养你们干什么吃的？根本就是草菅人命！”

“不可能没人接。请查看一下你的已拨电话。”急救人员会这样告诉他。

“我绝对拨了，而且还不止一个，不信你看！”这位仁兄气急败坏地拿出手机，结果打开一看，他不断拨的电话号码居然是：102!

可见，人在紧张慌乱中，头脑特别容易混乱。

基于这一点，要特别提醒大家注意，当我们的家人或者朋友突然倒下，需要你立刻作出呼救反应的时候，不但要头脑冷静地拨对电话，同时还应向急救中心讲清以下几点：

（1）事发地点：在电话里，一定要跟120接线员讲清患者所在的具体地点，要求准确、明了。正确表述地址：所属区（县）、街道、小区、楼号及门牌号。

“我在××大街××小区，快点派车过来！”这种表述最让120接线员头疼。不少人想当然地以为，120司机会对市内各个地点都很熟悉。其实，在一座城市里，往往会有2个甚至2个以上的地方存在重名现象。

此外，报告地址时，最好将周边明显的建筑物，如加油站、地铁、商场等信息告知120接线员。比如：“这里是北门里1号，在和平电影院的对面。”

而在紧急情况下，最要不得的是那种没有方向感的路盲。曾有这么一位仁兄，是这样给120指路的：

120：“请告诉我你的位置。”

仁兄：“我不知道这是哪儿。”

120：“那么，告诉我你周围都有哪些醒目的建筑？”

仁兄：“好像没什么建筑很醒目……有一家人人乐超市……”

120：“很好，它在你的东边还是西边？”

仁兄：“你能告诉我东边在哪儿吗？”

120：“那么，告诉我在你面前都有什么？”

仁兄：“我面前吗？有根电线杆。”

……

请不要以为我在讲笑话，这是实实在在发生过的真事，值得我们每一个人引以为戒。

（2）患者的具体病情或灾情：一定要尽可能地告知120接线员，需要急救者目前表现出的最典型的发病症状，他是出现了出血、骨折、昏迷还是急腹痛、中毒、交通事故……如果是家人，还要说清他的既往病史以及姓名、性别、年龄等信息。

往往有人会这么抱怨："你问那么多干啥，赶紧派车过来就行了！"但请注意，重症疾病的发生是非常复杂的，比如说肚子痛，可能是急性阑尾炎导致，也可能是心脏病发病前兆，而后者则需要紧急处理。

在此过程中，我们还要注意：

① 联系方式：一定要讲清自己的姓名，现在正在使用的呼救电话号码，以便120随时联系。

② 派人接应：如果所在地是在家里或者小巷中，呼救后，应立刻派一人到交叉路口或联系地点等候，以便引导救护车进出。

③ 携带物品：如果是家人突发急病，要带好患者的病历卡，如患者需要住院，则需带好其内衣、牙膏和其他生活必需品。

④ 移除障碍：及时将楼梯或走道上影响搬运患者的杂物暂时搬掉，以便120能使用担架，迅速完成对患者的搬运工作。

⑤再次呼叫：当呼救10分钟后仍不见救护车到来，可再次向120急救中心询问。

4分钟，现场急救不容耽误的时间点

在救护车到来之前，应在事故现场对患者做必要的急救，并应认真、仔细地照料患者。

众所周知，创伤急救的黄金时间是伤后1小时内；猝死急救的关键时间是心跳、呼吸停止后的4分钟内。

如坐等救护车的到来，一些危重患者的病情会加重、恶化，甚至死亡。在有些大城市里，因为交通路况等问题，从呼救到救护车到达事发现场，平均需要10分钟，这已经超过了抢救猝死者的时间范围。因此，在呼救的同时，应该给病者做必要的急救，这可提高一些危重患者的生存率。

按急救常规，现场目击者应该做好以下几项急救措施：

（1）初步检查患者的神志、呼吸、循环等体征。

必须保持患者的正确体位，切勿随便推动或搬运患者，以免造成病情加重。例如，对脑外伤昏迷不醒者，家属抱着患者的头乱摇会造成颅脑损伤的加重；高空坠落伤者，搂头抱脚的搬运会使患者已受损的颈、胸、腰椎断裂而导致肢体瘫痪；如果骨折，不经固定的搬运，不仅会使患者痛苦加重，而且会使骨折端刺破局部血管和损伤神经，从而引起出血增加和局部肢体后期发生萎缩。

（2）呼救的同时，家人应积极施救，要一直坚持到救护人员或其他施救者到达现场接替为止。

如果患者的病情没有危及生命，则家人应留在患者的身边，尽量给予其精神上的安慰，并进行必要的生活上的照顾，耐心等待救护车到来。

如果患者病情危重，甚至已处于昏迷，由于舌根下坠堵塞气道入口处，应首先考虑用仰头举颏法使患者保持气道通畅。比如，倒在地上出血不止者，应及时止血、包扎。对于骨折者不能搬动肢体，或临时用木板、扫帚柄等物固定肢体。

如果发现患者心跳、呼吸停止，应立即进行现场心肺复苏术（心肺复苏方法是每一个人都应该具备的生活常识之一，如果你还不甚清楚的话，现在就可以上网搜索它，再将重要的步骤逐一记住）。

（3）救护车到达现场后，应向救护人员详细地反映患者的病情或伤情，以及现场简单的救治经过，以便让急救得到连续性和完整性。

讲到这里，可能有人会想到这样一个问题：拨打电话叙述病情和进行心肺复苏，哪个更重要？我的回答是同样重要。

那么，到底是先打电话还是先救人呢？

这要因情况而异，对那些失去知觉、呼吸停止的成年人，要先拨打120再进行自救互救。而对出现溺水、电击、急性上呼吸道异物阻塞等情况的人员，则要先进行2分钟的心肺复苏，再拨打120急救电话。

第二章
医生也是普通人，不要用上帝的标准去要求他

如果我们想从那些终日忙碌在病房之间的医生那里获得更为高效的医疗服务，那么，与他们进行有效的交流与沟通便显得尤为重要。为此，我们首先应该对医生这个职业进行一些简要的了解。毕竟，在多数情况下，他们能直接掌控我们的身体和命运。

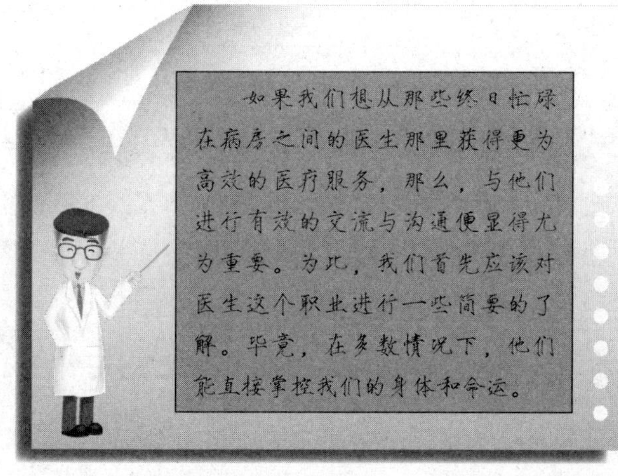

1. 医生需要的是尊重，而非仰视或苛求

医生没有“粉丝”，也无法赢得万人的注目与掌声，他们只是医学的实践者，因此，请不要苛求他们必须拥有一双“上帝之手”。

——题注

尊重医生的专业技能，获取更好的疗效

医院是社会中一个具有服务性质的开放式场所。医生和护士是工作在这个场所中的服务者，他们为所有进入医院的患者服务，并尽可能地为他们减轻病痛。而患者，则需要为此积极地配合医务人员并支付相应的医疗费用，他们拥有共同的目标和不同的责任。但在现实社会中，医患的角色定位却远远没有这么简单。

人们对医务工作者，使用频率最高的角色定位词是——白衣天使。虽然在这4个字中充满了对医者的尊敬，但要真正把医护人员定位成“天使”，我个人以为并不准确。

佛曰：救人一命，胜造七级浮屠。但对从医者而言，其职业本身就是救死扶伤、治病救人，就像消防员收到求救信息会赶去灭火、农民等到麦子熟了就会去收割一样。

事实上，我们没必要把医生这个职业看得过于神秘，有很多医生其实就是我们身边的亲人、同学或者朋友，他们接受专业学习，考取上岗资格，再进入医疗机构，救人治病、养家糊口，是社会这个大家庭中，需要较高医疗专业知识和道德水准的从业者，是普普通通的人。

是人，就难免有情绪化、打瞌睡、神情恍惚的时候，所以各大医院才会出台众多的规章制度，争取通过严厉而详细的制度要求，将医疗差错的发生率降到最低。

可以说，能做好自己本职工作的医生就是好医生。

把一种职业放在过高的荣誉台上来赞美，就像把人神化一样，有时往往会适得其反。患者对医生的期望值越高，一旦没有达到自己的目标值，患者的失望感也就会越大，大到一定程度就难以原谅，从而造成医患之间一些不可调和的矛盾。

比如有些紧急病症，因为医院当前的医疗手段或者医疗设备等客观条件所限，医生往往无法给予患者有效的救治；又或者，有些疾病目前在世界上还没有可靠的治疗方法，医生往往心有余而力不足，但有些患者的家属对此却不能理解，认为自己既然掏了钱，医生就有责任看好病。一旦不能如愿，轻则有口角、纠纷发生，重则有违法报复等案例出现。于是，医生便立刻从天上的“天使”变成了地狱的“魔鬼”。

一个职业，能拥有如此极端的角色转换，只能说明，我们对医生这一职业赋予了过高的拯救生命的期许，而忽略了它的社会性和科学性。

至于患者，在医务人员心目中，又是一个怎样的定位呢？

医生被这样告知：患者就是上帝，是我们的衣食父母。

这个定位也同样不准确，也不现实。

我们在前面说过，医生虽然是服务者，但他并不是普通的服务者，他的职责是治病救人，事关人命，因此医生要比患者具备更多的医学知识和临床经验。在如何治病用药这个关键问题上，他必须坚持自己的主张和见解，不能事事听从患者，否则的话，一旦出现医疗事故，便是医患双败的惨痛结局。

这绝非耸人听闻。

记得好几年前，有一位医生的好朋友带着孩子来医院打青霉素，好友找到这名熟识的医生后，声称孩子昨天刚打过青霉素，没有任何不适，希望今天不要再给孩子做皮试了，因为皮试太疼。

按制度要求，这种情况下除非有皮试证明，否则必须要做青霉素皮试。但医生在反复询问确定孩子昨天的确打过青霉素后，来了个网开一面，告诉护士不用做皮试了，可以直接打。

护士见医生都这么说了，也没有坚持自己的原则，配好药后，正准备给孩子打针，却在做皮肤消毒时发现：孩子的屁股上根本就没有针眼！护士连忙叫来医生，医生又连忙追问朋友。

直到这时，医生的这位朋友才不好意思地承认，孩子昨天没打，但是之前孩子打青霉素从没出现过过敏，为了使孩子少受罪，她才撒了谎。

医生一听，立刻要求护士给孩子做皮试，结果是什么呢？吓出了他们一身冷汗——青霉素强阳性！

真是不幸中的万幸！要不然，那个孩子很可能会因过敏性休克而致迅速死亡，那位母亲会立刻失去儿子，医生、护士也将会从这一天起，难逃良心的谴责和法律的制裁。

然而，造成所有这些的罪魁祸首又是谁呢，是那位母亲，还是那位不负责任的医生？

通过各种纷纷扰扰的医疗事故，我们不难发现这样一个非常奇特的医疗现象，叫做“亲犯”现象，那就是：医患双方之间的关系越密切、越亲近，医生反而越容易犯下不应该犯的医疗差错或者医疗事故。

究其原因，正是因为医患之间有诸如朋友、亲人、同事或者其他裙带关系，所以患者往往会依仗这种特殊关系而提出过多的要求。而医生，我们前面也提到了，他们首先是人，是人就有自己的社交关系，自己的感性思维，面对“特殊”患者的“特殊”要求，他们有时往往无法坚持原则。结果，在满足患者要求之后，随之而来的很可能就是严重的差错或者事故。

出现这种“亲犯”现象，还有一个原因，就是医生和患者的心理起了变化。因为是熟人，彼此的警惕性都会降低，应有的约束感或者说是责任心也会随之降低，从而容易造成一些令人追悔莫及的后果。

所以，医患双方一定要明白自己的角色定位到底是什么。

如果我们是患者，那么，无论自己跟这名医生有多熟，甚至根本就是他（她）的伴侣或者上司，一旦走进医院，就只能以一名患者的身份来到他的面前，要认真回答医生的问题，耐心听取医生的建议，对他们少提一些违反原则、不符合规范的要求，这其实才是对彼此最大的尊重与负责。

任何技术都不是完美的，无力回天时要谅解

在大部分国家，医生都有它特定的专业划分和职称等级。

刚进医院的年轻医生，往往先要在各科之间进行“轮转”。如果该医生所在的是三级甲等医院（三甲医院），那么按三级学科分类，院内可设有心血管内科、呼吸内科、消化内科、肾内科、神经内科、内分泌、血液病、结核病、传染病、风湿与临床免疫等32个子专业。

年轻医生往往会在几个重点科室内进行轮转，少则数月，多则一两年，然后根据个人兴趣、科室评价和医院整体需要，最终固定在某个科室从事临床工作。

如果这个科是内分泌科，那么，这名医生势必会将全部精力和研究方向转向内分泌专业，从而成为一名专科医生。

但在二级医院，学科的划分往往就不会那么细了，除了专科医生，还会培养全科医生。

从职称等级上来划分的话，医生最低的职称叫做医士，然后是

医师、主治医师（中级职称）、副主任医师（副高职称）和主任医师（正高职称）。

从管理功能上讲，多数年轻医生都是从住院医生开始做起的，有了一定的资历和职称，可以做二线医生，然后是三线医生。这样的划分，可以明确每一位医生的职责与作用。

年轻医生确实需要上级医生的不断指导和带教，因为具备理论上的专业知识，并不意味着他们也同样具备足够的实践经验。这就是有些医生走上工作岗位之后，往往会焦虑不安、严重怀疑自己的原因之一。他们在现实工作中，有太多的东西需要学习，有太多的东西需要请教。

事实上，即便是一名成熟的医生，有时也会遭遇这样或者那样的学术困惑。有些疾病过于少见，比如核放射造成的皮肤损伤或者一些稀有的中毒现象，都可能会令医生在诊断上陷于茫然，再加上现在的医疗人才越来越趋向于精细化专业研究，比如内分泌科的医生可以对如何更好地控制患者血糖胸有成竹，但对心脏搭桥手术中的注意事项却一知半解。

这就是为什么在面对有些疑难杂症或者危重患者时，主治医生会申请其他科室医生前来会诊的原因所在。

但即使有会诊、有专家、有不断发展的医疗手段，在大部分疾病都能找到病因的今天，仍有半数以上的疾病无法治愈。

要知道，世上有优秀的医生，却从来没有小说中能治疗百病的万能“神医”。

在我们不得不面对生命中一些无法挽回的悲剧时，如果医者已尽其所能，那么，请伸出我们的手，伸出感谢的一握，因为这个时候，对他们的任何苛责都是无用，并且是失当的。

看看医生的一天，你会更多几分宽容

如果我们想了解什么是医生，可以先从他一天的工作开始。在这里，我想努力把一名普通急诊内科医生的普通一天，尽可能真实地还原在读者面前：

比魔鬼更可怕的无疑是闹钟。刚到早上6：00，它就揪着我的耳朵，一个劲儿地吵闹起来。

老婆像推头猪似的推了推我。还想赖在床上的我只好叹口气。

繁忙的一天又开始了。

6：30叫醒儿子，一起吃早饭。

7：00送儿子去上学。临走的时候，是老婆又追到耳边上的一句提醒："药在你上衣口袋里，记得要吃啊。还有，别忘了跟你们主任请假，不然你的胆结石手术什么时候才能做啊？"

7：30，把儿子送到学校门口，再赶往医院。

走进医院大门时，离上班还有5分钟。不出所料，急诊室走廊上站着一群焦急等待的家属。好像是个20多岁的小伙子，昨晚喝醉了在夜市上跟人打架，被捅了几刀。

穿上工作服，走进急救室，医疗垃圾桶里装满了沾血的纱布。值夜班的医生正趴在桌上，睁着睡眠明显不足的红眼睛奋笔疾书地写病历。

我了解了一下患者的情况，还算平稳。

回头看看急诊内科的门前，已经三三两两地排上了队伍。我的胆囊又开始了隐痛。

“请您用手指一下，疼痛部位到底在哪儿？”“您对食物有过过敏现象吗？”“我认为您应该去做个彩色心脏B超”……

已经记不得了，我一个上午已经接诊了多少位急诊患者，总在不停地询问病史，不停地量血压、听心率，不停地开出各种检查和处方，不断地解释，不断地叮嘱……

9：50，一位妇女因病需要做乙肝系列化验检查，但她却死活不肯做，反复说自己前几天才做过化验，虽然化验结果报告单让她搞丢了，可她知道，化验结果都是正常的。我只能耐心解释，告诉她如果没有化验结果的证明，医生就无法作出正确的诊断。她见说不动我，气得一把扯过化验单，恶语相加：“什么叫是为了我好，当我不知道，不就是想赚点儿化验费的钱吗，有什么了不起？我就是不做，你能把我怎么样？”

把你怎么样？我拿谁也不能怎么样啊，一个最最普通的急诊科医生，能怎么样？忍着胆囊的隐痛，我苦笑，却无法作出让步。这位患者最终骂骂咧咧地摔门而去，把门摔得震山响。

我看向下一位患者，继续自己的工作。

10：30，一位患者的家属由衷地说了句：“医生，你喝口水吧，听你说话的声音，好像都有些哑了。”内心不免一阵感动。

12：58，护士小赵从食堂捎给我的饭已经凉了，患者还没有看完，我的胆囊开始收缩，痛得快要坐不住了！药呢？赶紧摸上衣兜。

13：20，终于喘了口气。到休息室开始吃饭。同时在心里琢磨着怎么跟主任说请假做手术的事。

饭刚吃了一半，护士来敲门，得，又来患者了，继续工作吧。

17：20，手机接到老婆的短信："跟主任提过了吗，什么时候能给你假？"

17：50，快下班了，走出诊室，正想站起身去找主任，迎面就见一个小伙子背着个人，急匆匆地奔了过来，不停叫嚷着快救人。我一看，嘴唇泛着樱桃红，八成是煤气中毒，连忙和护士一起，投入抢救。

18：00，急救中心的120救护车又陆续送来了几名病状相同的年轻人，他们是同一家小吃店里的工作人员，都处于昏迷状态。有的病情严重，按压眶上神经都没反射了，这是一起大的群体性突发事件。我头大了。

22：00，6名煤气中毒患者终于被抢救过来，病情平稳了。走出门诊楼，夜色中还有一些请不走的媒体记者扛着摄像机，在那里执著地等待着消息。

22：50，实在没有多余的力气说话，回到家，累得直接倒在床上。

老婆问我跟主任说了没。我说事情多，没顾得上。

"要不跟院长说说，把你先调离急诊科吧，我先帮你写份书面申请。"

"好。"我迷糊着应了一声，没吃饭就睡了过去。

凌晨3：20，又迷糊着摸起电话，打到医院，询问那6名患者的情况。

老婆在身边翻了个身，模糊地嘟囔了一句："快睡吧，明天你不是还要下乡去做义诊吗？”

6：00，闹钟又可怕地叫了起来。勉强动动身体，发觉脖颈有些硬，转动角度受限。叹气，可能是昨天急着用力搬运那几个煤气中毒的患者，颈椎病又犯了。

捂着后脖颈，艰难地爬起床，望着镜子。

新的一天又开始了。

我们一起看完了这位医生24小时的生活片段，不知道读者朋友们此时会作何感想？我只想说，人与人之间要想进行良好的沟通与交流，首先要彼此都多一分理解、多一分善意，只有这样，医生和我们才能步调一致地走向治病救人的共同目标。

关注两点，选对敬业好医生

曾发生过这么一件事：

外科主任和麻醉科主任两个人，为某位重症患者是否进行手术治疗意见不一。外科主任坚定地认为这位患者必须马上手术，否则就会有生命危险；而麻醉科主任却坚定地认为，患者年事已高，心脏情况不理想，同时还存在高血压、高血糖，如果手术，很可能会危及生命。

这两位医生，一位暴跳如雷，一位沉默死守；一位激进张扬，一位保守谨慎。眼看相持不下，难以决断，科室只好请多名专家参与会诊讨论，才形成了统一的意见与治疗方案。

可见，每位医生都有他们各自不同的性格、阅历、专业知识层次以及分析病情的思维角度，因此，他们对患者诊疗施治时的态度和治疗方案也会有所不同。

作为一名患者，该如何选择一名适合自己的尽职尽责的医生，也就成了一个值得探讨的问题。

现今，大部分患者选医生的标准主要是以年龄、职称、口碑等方面为基础，很多人选医生都有盲从性，往往只是从朋友那里听说某医院的某位医生学识高、负责任，就对该医生有了执著的“向往”。事实上，我们完全没必要道听途说。虽然在现实生活中，怎样选医生并没有统一的标准，但有些基本条件，是一名好医生应该具备的：

（1）首先要看这名医生是否具备高尚的医德和较高的医疗技术水平，工作态度是否严肃认真，对待患者是否负责。

如果他问诊草率，不肯认真耐心地倾听，或者有其他轻浮、不尊重、心不在焉的言行举止，不用多说，建议你换人。生命只有一次，很难想象这样一位医生给人动手术会出现怎样的结果。

（2）好医生对待患者总是态度诚恳、和蔼耐心、彬彬有礼。

一名好的医生，在你看到他的第一眼时，就能从他专注的目光里读到诚恳与耐心。他的工作服或许会有些旧，但绝对不会有难看的污渍和褶皱，因为好的医生，总是对自己的工作充满尊敬，会很注意自身的仪表与形象，以及自己的言谈举止。

如果你看到某位医生胡子拉碴、衣服不洁，留着可藏污纳垢的指甲，看病时漫不经心地跷着二郎腿，目光很少与患者交流的话，那么，你最好换一位医生。因为很难相信，在这样一位医生的身上，能拥有“敬业”二字。

选择医生的误区：年龄大、职称高未必就是好医生

（1）好医生一定就年资高

有不少人看病愿意找年龄大的老医生，对初出茅庐的年轻医生缺乏必要的信任。实际上，这是在选择医生时的一个很大的误区。

临床医学是一门更注重实践经验的科学，年资高的医生因为见多识广，经验会相对丰富，医疗技术水平也相对较高，但这只是一般性的规律。

事实上，把年资与医疗水平画等号，本身就是片面的。在医学发展日新月异的今天，有很多新观念和新的医疗技术是老医生没有接触过的，有越来越多年轻有为的医疗人才，正在成为一些重要学科的带头人。

（2）职称和学位高的医生一定是好医生

医生的职称和学位可以用来参考，但不是决定性的条件。

临床医师的职称主要分为主治医师、副主任医师、主任医师等，这些都是医疗机构对于每一位医生的医疗技术水平及科研教学水平综合评价的一种方法，从某种角度上讲，它的确可以反映某位医生的医疗技术水平。但是这跟高考分数一样，高分学生中，并不能排除低能者。因此，职称和学位也不能完全代表某位医生医疗技术水平的高低。

选择岗位和工作时间相对固定的医生

在目前的医学条件下，有许多疾病，特别是慢性疾病是很难彻底治愈的。因此，建议慢性病患者最好能为自己选择一两位固定的互相比较熟悉的医生，这对医患双方都有好处。因为相对固定，他们会对你的疾病情况比其他医生了解得更加全面，无论是既往病史还是现病史，无论是你之前的用药情况还是用药以后的反应，他们都能将其综合起来，并最终制订最好、最合理的治疗方案。

因此，除了前面我们所提到的选择医生的基本标准之外，最好通过交流沟通，了解一下你所中意的这位医生是否是长期固定在这个岗位上，并且，他坐门诊的时间是否相对固定，是一周的哪几天。

比如，张医生因为经常给你看病，对你的病情和用药情况都已熟知，而你也知道他每周三和周五的下午都会在内科门诊坐诊。那么，这时候，你完全可以将自己的生活工作安排好，等到周三或者周五下午的时候，腾出时间去医院复诊，接受张医生的检查和建议。

另外，从心理上讲，相互熟悉的医生和患者之间，更容易进行有效的沟通，也更容易相互理解和信任。

但是话说回来，目前，患者选择医生还处在一个初级阶段，需要我们在不断的实践探索中提高自身的素质，如果我们对自己所患的疾病缺乏基本认识，甚至连这个病属于哪个科都搞不清楚，那么如何选择医生就根本无从谈起了。至于怎样才能确定自己的病属于哪个科，基本的判断标准笔者在本书第一章里已经有所交代，如果还是拿不定主意，到医院导诊台进行咨询，无疑是一个正确的选择。

2. 怎样与医生进行良好的沟通

沟通就像在坐跷跷板，只要彼此能保持重心的平衡和视线的平等，就能形成最短而有效的沟通。

——题注

这一节，我们的重点话题只有一个——如何与医生进行良好的沟通。

不可否认，沟通是人与人在社会交往中十分重要的一环。医患之间正确、清晰、舒服而有效的交流，能让他们战胜内心的羞涩、惊恐和不安。

在医院那充斥着消毒水味、不时有患者辗转呻吟的陌生环境下，正确地调整心态，能使我们在治疗疾病的过程中引起医生更多的关注，并获得更及时、更准确的帮助；还能使我们消除内心的顾虑，更加了解自身的疾病，通过与医生更加紧密的配合，为自己争取到一个较为理想的治疗效果。

要想完成一次正确的沟通，需要我们在正确的时机下，对正确的人，说出正确的话。

思维清晰，直截了当说出有价值的信息

其实，不光是在面对医生的时候，很多人平时头脑清楚，口若悬河，可一旦面对某些特殊的对象，或者遭遇某些特殊事件时，往往会大脑发蒙，不知所云。

比如在火灾、突发疾病，或者遭到攻击伤害等紧急情况下，很多人往往找不到自己的逻辑思维点，不知道自己在说什么，甚至不知道自己在做什么。所以，才会有人在突发地震或者火灾时慌不择路，敢从十几层楼上往下跳；才会有人在面对警察的询问时毫不配合，大叫大嚷，情绪失控；才会有人对着电话另一端的急救医生，紧张得语无伦次，结结巴巴，提供不出任何有价值的信息……

客观地说，产生这种现象是正常的。因为紧张，我们有时不但会出现思维重叠、错乱，没法聚焦思考的现象，还会出现突然的、暂时的记忆消退。因为人的大脑在紧张情况下会释放一种叫做皮质醇的激素，它能造成我们记忆的暂时缺失。因此，大部分人在大脑紧张时都可能会出现短暂的“一片空白”，这种失忆短则半分钟，长则十多分钟。

现在，让我们通过几个短片来看看，人在高度焦虑、紧张之下都

会出现哪些“奇异”的表现：

某男一边背着昏迷不醒的老婆闯进医院，一边情绪失控地四处大喊大叫：“医生！医生！救人！快来救人！”

对，这情景就像我们在电视剧里看到过的某些熟悉的片段一样，接下来，镜头会出现很多罩着白大褂的医护人员迅速将昏迷的患者放平在推车上，然后把患者推进抢救室，将某男拒于门外。于是他只剩瘫坐在那里，一个劲儿乱揪头发的份儿了。

但是抱歉，这样的镜头只会出现在电视剧中，在真正的现实生活中，这位男士需要做的事远比揪自己的头发更有意义。

“告诉我，她的昏迷是怎么发生的？”医生会在接到急症患者的第一时间，急切地询问。是的，医生必须尽快作出自己的第一判断：是什么原因致使患者出现了昏迷？

心脏病突发，脑出血，受到了强烈刺激，触电，低血糖？这就像在侦破案件，我们首先必须得到一个可以通往真相的线索，哪怕它小之又小。

当然，此刻能在第一时间为医生提供线索的人，只有这位男士。

镜头一：

“告诉我，她的昏迷是怎么发生的？”医生一边把急症患者推往急救室，一边分秒必争地问某男。

“医生，救救她！救救她！她不能死，她死了我怎么办？求求你们，她不能死啊！老婆！你要挺住！医生，医生！我给你跪下了，花多少钱都可以，请快救救她吧……”某男泪流满面。

字幕：此款为“充耳不闻，唯我独语”型。

镜头二：

“告诉我，她的昏迷是怎么发生的？”医生一边把急症患者推往急救室，一边分秒必争地问某男。

“天哪，不知道，我不知道，医生，我根本就不知道究竟发生了什么？！老婆，醒醒，快醒醒啊！”某男快把自己的脑袋从脖子上摇下来了。听上去，他是在期待老婆能快点醒来，以便告诉医生，那些他想知道的事。

字幕：此款为“不要问哥，哥已失忆”型。

镜头三：

“告诉我，她的昏迷是怎么发生的？”医生一边把急症患者推往急救室，一边分秒必争地问某男。

“都是我不好，都怪我！怪我！医生，我好后悔啊！都是我的错！可是我也没想到啊，怎么会搞成这样！事情是这样的，原本，她正在炒菜，对，都怪我，好不好的为什么想吃排骨，我真想撕烂这张嘴啊！她在炒菜我也没想着帮她，自己就在那里看电视，你说我要是早知道会这样，一定会在厨房帮她的，还有那个该死的换气扇，她都跟我说了好几天了，可我就是没管……”某男痛心疾首，悔恨不已。

“……”没人知道他准备把事情发生的原因追溯到多少年前。

字幕：此款为“东拉西扯，思维发散”型。

要想使自己避免这些不当的应对，至少应该注意以下几点：

（1）在送患者去医院的路上，就要有意识地控制住自己的慌乱情绪，冷静地思考是非常重要的一步。想一想整个事件发生的过程，找出重点，做好正确回答医生询问的思想准备。比如，患者之前有过什么病；目前有无使用药物治疗，如果有，都是些什么药；患者在发生晕迷前后，都经历了什么，是否自述过有什么不适，以及有什么原因可能导致患者突然昏厥，又有哪些情况可能导致了患者的病情进一步加重……

（2）在回答医生提问前，最好先深吸口气，这有助于我们为大脑和心脏提供足够的氧气，以便思维清晰，语言流利。

（3）敢于猜测，提供线索，直扑主题，简明扼要。

可以就有根据的事故发生原因进行猜测：“我发现她的时候，屋里有股煤气味，可能是煤气中毒。”

也可以是诱因的猜测：“她有糖尿病，最近一直在吃降糖药，突然昏迷会不会跟这个有关？”

或者有经验的猜测：“她对青霉素高度过敏，我们刚接触了一个从医院打针回来的朋友，他打的就是青霉素，不知道通过握手和说话，会不会引起她发生过敏性休克？”

对，就是这样，不要怕我们会猜错，紧急时刻，我们要尽可能地为医生提供一个方向，这个方向不一定准确，但大多数时候，它的确能为医生提供十分重要的信息帮助，并在及时救治患者的过程中，起到关键性的作用。

审时度势，咨询尽量选择医生空闲时

住院期间的患者，有时会遭遇这样的烦恼：当自己有些事需要找医生沟通，又或者想找科主任提出自己某些深思熟虑过的想法和要求时，对方给出的回应却总是匆匆忙忙，简单的询问，随口的几句，感觉也没怎么重视。

造成这种结果虽然也有医生的原因，但我们有时也的确无法要求医生一边应对繁忙的工作，一边还要慢条斯理地倾听我们的想法，进行细致的探讨。

那么，我们究竟该怎么做，才能避免医生的简单应付，与他们达到有效沟通？

把握正确的交谈时机非常重要。

住院医生的时间安排大多数是固定的，通过询问护士，我们可以了解到其中的一些规律。

上午8：00上班，首先是全科医护人员的晨会交班，除非特殊情况，否则，建议不要在这个时间段闯进去打扰医生，因为晨会交班是非常严肃认真的事，夜班医生和护士需要在会上向全科医护人员介绍科室内重点患者病情变化和进展情况，科主任还要在会上讲一些重要的工作安排。

晨会后，年轻医生开始跟着自己的上级医生去查房。医生的查房对患者而言十分重要，因此在这个时间段里，我们最好能乖乖地坐在病床上等。否则，医生会走向他的下一个患者，使我们错失一次近距离沟通的良好机会。

见到医生后，我们该说些什么？

建议说一些实在的、具体的要求或者想法。

比如：你觉得自己这几天用了阿奇霉素后，老是反胃、恶心，希望医生能给你换种药，那么，在早上查房时说就比较合适。因为医生往往会在查房之后，根据患者的病情开始在病历上对治疗方案进行部分调整。

但如果我们想就自己的病情和治疗与医生进行深入沟通，比如说，想了解自己是否可以装人工心脏起搏器，它的原理是什么，会出现什么并发症，自己的心脏如果不安起搏器的话，又会出现什么样的状况等，最好不要在查房时间提出来。因为在这个时间段，医生很难拿出大把时间满足每一位患者的求知欲。

医生们查完病房，开始回办公室翻病历、写医嘱去了。我们正可以利用这段时间，安下心来理一理思路，最好找出笔和纸，把我们想要了解、知道的事情逐条写在纸上，不要太多，抓住自己最关心的病情进展、可能的并发症和变更治疗方案这些专业的、重要的问题，列出三四条就足够多了。

下午，由于我们事先打听好了，自己的主管医生今天值白班，应该可以在办公室或者医生值班室里找到他。

当我们终于把握好了时机，真正坐在医生面前的时候，要做的事就很简单了：说明自己的目的，然后按照自己纸条上写好的问题逐一进行询问，因为此时没有过于集中、繁忙的工作任务，医生的时间相对充裕，所以，给我们的解答也会相应的详尽、细致。

还有一个时间段也可以试试。向护士打听主管医生什么时候值夜班，在那天的晚饭后去找他，只要没有新患者和急危重患者，医生会有充裕的时间和耐心来解答我们的问题。

小事找护士，大事找医生

在医院里，每个人都有隶属于自己的职位和职责，医生则因级别的不同，所承担的职责也各不相同。因此，我们最好在发问前搞清楚，自己的问题对方是否能够解决。

如果我们想询问或者要了解某些方面的问题，大事情可以找科室主任或者护士长，小事情可以直接找负责自己病床的具体医生或护士。

诸如“如果我觉得憋气难受，躺不下去，是不是病情加重了，是应该先叫护士还是先叫医生”这类问题就不需要问医生，问责任护士就行。

同理，如果我们想对自己马上就要进行的一项复杂手术进行深入了解，详细咨询的话，直接找主刀医生无疑是最好的选择。

现在，我们掌握了沟通所需要的3个必要条件：正确的表达、正确的时机和正确的对象。下面，我将列出一些更具体的沟通技巧，与读者们共同分享。

3. 医生也是人，也会以貌取人

每个人，都应该注意自己的衣着与举止，因为感观会影响他人对我们的认知，而不同的认知，将造就不同的态度。

——题注

通常情况下，医生在工作中的形象是这样的：穿着白色的医师服，戴着胸牌，头发梳得一丝不苟，脖子上挂着听诊器，目光睿智，脚步匆匆。

毫无疑问，作为知识分子，绝大多数医生都很在意自我形象和言谈举止。那么，当我们走进医院，准备面对医生求医问药时，是否也打理过自己的形象呢?

或许有人会说，我们到医院是来看病的，又不是相亲的，谈什么形象举止，真是穷讲究。

没错，我们是来看病的，可为什么同样是看病，每个人在与医生的沟通交流中所得到的效果，却往往不尽相同呢？

因为，患者的素质有高有低。

要知道，良好的医患关系不是仅靠医生单方面的努力就可以维系的，作为社交关系中的一方，高素质的患者，必然会引起医生的好感与关注。

做好六件事，与医生作最好的互动

因此，建议大家在与医生的交流过程中重点留心以下几个方面：

（1）衣着得体，言行有礼。除非急症或者特殊情况，否则，请注意衣着得体。夏天即使再热，男士也不要赤裸着上身。与医生对话过程中要头脑清晰、文明用语、举止稳重、言谈有度。

（2）整洁干净。如果准备查妇科，在去医院之前最好清洁一下外阴；如果是看口腔科，最好先刷一下牙齿。如果我们决定好了在某个时间段去看病，那么，之前最好不要吃大蒜、臭豆腐等有异味的食品。医生与我们的交流基本上都是近距离的，一张嘴就冲出异味的话，医生难免会下意识地缩短与我们的谈话时间。

（3）不要抽烟、接电话。医院是公共场所，与医生一边讲话，一边吞云吐雾，这样的形象会令人反感。实在耐不住烟瘾，可以到医院专设的吸烟区去转转。并且，在与医生交流过程中，切记不要时不时地接听电话，建议是最好关闭手机，实在有要紧事怕耽误，那么开启静音，从诊室出来后再拨回去。总是旁若无人地接自己的电话，不但有冷落、忽视别人的意味，也是在浪费别人宝贵的时间。

（4）目光专注。与医生交谈时，最好目光专注，看着他的眼睛。同时能对医生的话作出适当的反应。有时医生为了更好地解释一个问题，比如讲到某个器官的病变部位时，往往会十分认真地在纸上画出简单的解剖组织结构图，请细看那些图，同时提出自己还没听懂的问题。

（5）不要怕问为什么。前面曾提到过，医与患的关系并不是“天使”与人类，也不是“上帝”与仆从的关系。

如果我们一定要为医患关系寻求某种定位的话，笔者认为，在某种程度上，它具备一些与师生关系相近的特质——医生（老师）比患者（学生）具备更多的经验与知识，与此同时，职业要求医生（老师）有义务使患者（学生）在恢复健康（知识积累）方面获得尽可能多的帮助。

有鉴于此，如果我们内心有疑惑，那就直截了当地提问出来，不要怕问题过于幼稚或者可笑。要知道，我们不是专业人士，不懂是正常的。不正常的是不懂还不问，更不正常的是不问还装懂。

（6）平实理智，就事论事。要做到这八个字，不需要才高八斗，但需要理智的头脑。要说是人，必定会有自己的个性、立场，有自己对事物的理解和视角。因此，在医生和患者之间，对某事存在不同的观点和认知，其实是件很正常的事。能开诚布公地谈到意见统一，那当然最好，但在各执一词的时候，双方都应该学会平实理智、就事论事地处理问题。

医生方面，就不多说了，以上的所有要求，首先都是医生自己必须具备的基本条件，而医德，在这个职业中无疑是一个相当敏感的问题。

为此，各大医院对此都建立有严格的规章制度，包括投诉制度，如果某位医生的工作态度和思想品质有问题，可以找医务科或者纪检监察部门进行投诉。

转换思维方式，灵活就医更高效

但反过来讲，医生却没法找患者的“上级部门”去申诉。因此，我们在就医过程中要具备一定的自律和自控意识。

举个例子：

某日，懒羊羊去医院看病，准备支付药费时，收费处的医保刷卡系统不巧坏了。于是，坐在收费处的喜羊羊向它很诚恳地道歉，并建议懒羊羊支付现金。问题是我们的懒羊羊并不打算动用自己包包里的银子，坚持要求刷卡，并声称：“我要立刻取药，立刻输液，立刻治疗，因为2小时后，要坐飞机去拜会灰太狼大人！”

面对如此执著的懒羊羊，喜羊羊除了打电话通知信息科尽快来人维修设备之外，便只能耸耸肩，表示没法解决了。于是，懒羊羊暴跳如雷，差点揪掉喜羊羊身上的毛，并声称非要找羊圈医院院长理论出个长短不可。

没错，要说院内收费系统出现问题，院方的确有不可推卸的责任。但眼下最重要的是什么？是治病。死揪着技术性问题不放，并没有实际意义，别说懒羊羊要找院长，就是找市长也没用——还得由专业人员来测试修理。何况暴跳如雷本身，除了伤及自身肝脾，也实在营造不出什么别的效果。

那么，懒羊羊就只有忍气吞声地等着，或者干脆妥协，掏现金来支付药费吗？

不一定。

其实，我们为什么不换种思考方式，换一种更加积极的、可以解决问题的态度呢？

平心静气地想一下。懒羊羊只要跟喜羊羊这样沟通一下就可以了：

“这样吧，我可以先用现金支付药费，但是，你们的刷卡机修好之后，能否把现金退还给我，再用我的卡刷取药费呢？”懒羊羊用专注的目光问向喜羊羊。

喜羊羊一想，这个可以啊，听上去并不违反医院的收费规定。

行，就这么着吧。

于是懒羊羊交了现金，取了药，输液打针去了。

1小时后，点滴输完，拿着收费单再去收费处找喜羊羊。坐在收费处窗口前的喜羊羊连忙告诉它，刷卡机已经修好了。于是，退现金，刷卡，拜拜。

明白了吧？当我们与医方出现矛盾、纠结的时候，适当地控制一下情绪，动动脑筋，只要不钻牛角尖，就事论事，我们就会拥有更多的解决问题的可能与机会。

4. 医生是这样思考的，了解问诊的意义

在回答医生提问之前，思考的时间越久，给出的答案就会越接近事实真相。

——题注

直接明确地回答医生的问诊

通常情况下，医生面对不同的患者，会采取不同的问诊方式。

比如金女士。

近期，她的右侧肋下面总会时不时地出现阵痛，于是她专门请假来到医院，坐到了医生对面，医患之间的初次问诊就此展开：

"您好，请坐。我姓王，叫我王医生就可以了。很抱歉让您久等

了。看上去，您的脸色不是很好，有什么不舒服吗？”——医生开始询问主诉，想知道金女士这次来就诊，主要是想解决什么问题。

“是的，王医生，最近在我的右肋下面，就是这个地方（在身上指出疼痛部位），总会一阵阵地疼，不知道是为什么？”这个时候，金女士的回答应该直入主题，清楚具体。

“出现疼痛的原因有很多，不要急。我想先问一下，除了这个地方疼，你身体的其他方面还有什么问题吗？”——询问现病史。

“有的，我最近消化不怎么好，见着油腻的东西就恶心，好像怀孕了。”金女士说出了自己的忧虑。

“请问您过去还得过什么病吗？”——询问既往健康史。

“没有。”

“那么，您出现这种疼痛有多久了？之前有没有出现过对油腻食物恶心的情况？”——询问患者的发病过程。

“疼了有半个多月了，过去没觉得反感油腻的食物啊，就是最近才有的。”

“您的这种疼痛有规律性吗？就是说，有没有在什么特定情况下才会出现？还有，是怎么个疼法？阵痛，钝痛？”——询问具体症状和可能的诱因。

“我好像是一吃饭就开始疼，那种绞着绞着的疼。”

“您从事什么工作，平时的工作紧张吗？”——询问社会背景，有些职业病与工作环境的关系十分密切。

“我是个初中老师，平时工作压力挺大的。”

“在你身边的人里，有没有谁出现过与你相似的症状？”——询问社区背景，有些传染性疾病，会首先在社区内出现群体发病。

“没有。”

“你觉得，在自己的家庭生活中，有没有什么因素会影响你的健康？”——询问家庭背景，长期生活在不幸福家庭里的中年人更易患上癌症。

“没有。”

“你有没有吃早饭的习惯？”——为进一步明确病因，寻找可能存在的致病原因。

“我从来不吃早饭。”

“你确定只有这个部位疼，别的地方疼不疼？”——询问可能的其他症状。

“有的时候，肩也会疼，但是不太厉害，还能忍受。”

医生通过以上问诊，疾病的诊断方向已基本有了：怀疑胆石症。

这是对一般患者的问诊方式。如果是急症患者的话，医生会直接询问患者发病的自觉症状，然后快速判断，依据病情收治或者及时转诊。在经紧急处理，病情稍微稳定之后，才会进一步询问上述问题，最后再进一步明确诊断。

对于反复就诊的患者，医生则通常会先花几分钟时间翻阅一下患者随身带来的健康档案，又或者是过去的门诊病历（便于全面详细地掌握和了解患者既往的健康状况），然后，医生会直接询问患者此次就医的主要原因、目的和就医背景，最后才是进一步的明确诊断。

了解这些，不仅可以帮助我们事先作好准备，以便在对答时从容省时。更重要的是，经过认真思考后的回答，往往会更加完善，更能还原事实真相。

5. 坦诚面对医生，你会得到更好的服务

告诉医生，你需要什么，但不要勉强医生必须按照你的想法去做。

——题注

在医生面前没必要固守隐私

每个人都有自己的社会背景，患者亦然。

出于生理和心理的安全需要，我们每个人都会在各自不同的社会背景下，为自己藏起一个相对封闭的、不愿让外人知道的隐闭空间。这个空间的存在很重要，它能有效减轻外界的压力，减少来自他人的伤害。

但是，这只是在一般情况下。

在某些不一般的情况下，是不能固守隐私的，比如看病。

古训告诉我们："用人不疑，疑人不用。"同理，既然我们因病要求助于医生，那么在医生面前，就必须学会坦诚，用正确的心态、清楚的语言，告诉医生你的真实需求。这一点很重要，重要到它能决定你的一生。

可遗憾的是，很多人并不是真的了解这一点。

比如赵女士。

她第一次出现在医生面前时，正一边用手捂着额头上还在流血的伤口，一边垂着哭红的眼睛请求："医生，快帮我处理一下。"

半小时后，伤口处理完毕，医患之间继续对话。

"伤口挺深，是怎么搞的？"医生问得很认真。

"是我不小心摔倒，头磕到了台阶上。"

"还有没有别的地方受伤？需要我再帮你检查一下吗？"

"不，不用了，伤口缝好了就行。"赵女士低垂着眼睛，起身告辞。

3天后，赵女士被120急救车送进了医院的急救室。

脾破裂，大出血。

直到这时，医生才从她的家属那里了解到事情真正的起因。原来赵女士是在3天前遭到了家庭暴力，不但被丈夫推倒摔裂了头皮，还被疯狂殴打，尤其是腹部，被丈夫狠狠地踹了一脚，当时疼得差点晕死过去。但她在就医时，却因为不想家丑外扬而对医生有所隐瞒，没有提及还在隐隐作痛的腹部，结果，失去了医生为其进一步检查诊断、观察病情，从而避免不良后果的机会。3天后，创伤引起的迟发性脾破裂，导致她突然出现大出血。最终，赵女士因出血过多，就医太晚而不幸死亡。

这是一个悲剧。更可悲的是，这是一场完全可以避免的悲剧——只需要一个坦诚布公的心态和一句能够清楚地表达自己需求的话。

要做到表述清楚其实很简单，请留意并做到以下几点即可：

（1）说出对疾病的主要感受

“医生，我这里疼。”

又或者：“我总是失眠。”

“我觉得我可能是这里骨折了。”

对，就是这样，用第一人称，尽可能直接表述自己的主要不适。千万不要这儿痒、那儿挠的扯出一大堆，说了半天，结果还没说到点子上。

（2）说出对疾病的真实想法

“我很痛苦，真的，万一我得的是不治之症，孩子那么小，该怎么办？”

“我想了半天，可能是上午吃的那些剩菜有问题才引起了腹泻。”

“这病会不会传染啊？”

疾病虽然在大部分情况下是肉体的，但它所能带给我们的精神压力也同样巨大。说出自己的担忧、顾虑、猜测和难过，能够让我们从医生那里获得精神上的支持和帮助。

（3）说出自己的合理需要

几乎每位医生都能在自己的工作中，遇到一些患者提出这样的要求。

“让我做手术可以，但得保证不会出现什么意外。”

“这药再贵我都用，只要你保证能把病彻底治好。”

……

这样的要求，能理解，但不合理。

要知道，医学是一门“以人为本”的科学。人是什么？人是独一无二的。

每个人的体质、力量、DNA都不尽相同，在每个人的诊治过程中，都充满了变数。

没有任何一名医生会在诊疗过程中对患者作“保证”。我们能让医生保证什么？人不是机器，不是通了电就能运转；人也不是公式，只要给了必须的条件就能算出统一的答案。

合理的需求，应该是我们可以期望的、有条件的最好结果。

“医生，我知道这病也根治不了，只希望能在有生之年少受些罪。”

“我知道手术会有风险，但是为了能尽快地回去工作，我愿意尝试。”

“我希望他们母子都能平安，如果实在不行，请先保住大人的命。”

有妥协的要求，往往才是合理的要求，它不强求，但同时又为医生的治疗效果提出了明确的要求。为了达到这个通过努力很可能会达到的目标，医生往往会产生更多的责任与压力，会对这名患者投以更多的关注。

6. 选择了医院，就要信任医生

不要猜测医生的想法，扮演好自己的角色，才能让一切明朗开阔。

——题注

不懂就问，不要猜测医生的想法

人与人之间的关系，有时候是如此微妙，一个眼神、一个微笑、一个肌肉的抽搐，甚至一个沉默，都能为善于察言观色的人提供一个异常丰富的揣测空间。

但是，在医生面前，时不时地来上一段“哥德巴赫猜想”，不仅不能为我们解开任何疑问，反而会平添许多烦恼。

比如这位刚刚从诊室走出来的某甲先生：

“什么？还需要找家属谈谈，八成是我病得不轻，不想让我知道真相吧？”这是某甲怀揣着的第一段猜想。

“完了，真要是有个三长两短，我这上有老下有小的一家子人可怎么办哪？”这是第二段。

“不知道现在去买个人身保险还来得及不？老娘年龄大了，今后谁来管？我得安排安排，老婆还年轻，不行就劝她再找个男人吧，不过，那人一定要对孩子好才行哇……”这位仁兄越想越憋屈，越想越遥远。然后，回家整整躺了3天，脸色越躺越白，病越躺越重。

3天后，家人急了，把他又送回医院，医生一瞧，不禁满脸诧异：“这是怎么了？人怎么成这样了？”

“你就别瞒我了，我知道，自个儿这病是绝症，看不好了，我也不看病了，留点钱给娃上学吧。”某甲垂下头，面如死灰。

“谁告诉你得的是绝症？”

“不用谁告诉，你说要找家属谈谈，还不让我在场，所以我猜自己这次得的一定不是什么好病……”

医生一听，顿时哭笑不得，只好据实相告：“我想找家属谈，是因为经过详细检查，没发现你有什么病，但你坚持说身体不适，要求吃药治疗，考虑到可能与你的心理作用有关，所以我找你妻子谈话，让她买些维生素片放在药瓶里给你吃，然后观察一段时间，看看你所说的那些不适症状会不会因此缓解，没想到，你居然想到绝症上去了……”

再比如某乙：

此时的他正一边往医院外面走，一边把医生开的检查单扔进纸篓："老子明明没事，非让做什么颅脑CT，这医生八成是开单有提成吧！哼，想得美，老子偏不做！"

诸如此类的小聪明，说到底，其实是在自己找不痛快，像某甲那样心里难受也就罢了，最怕某乙那样不肯配合医生，最后导致漏诊或误诊，直接要了自己的命。

总而言之，医患双方想要完成有效沟通，信任是非常重要的一环，不要庸人自扰地去做那些没影儿的猜测，如果有什么疑惑，可以直接问出来。

如果你觉得某个问题可能会让医生感觉不适，自己感觉难堪的话，可以在提问前主动作一个铺垫式的告白，比如说："张医生你好，我有个问题一直都想问问你，可是又怕你会误解我的意思，真是犹豫，真不知道该不该问出口。"

又或者："很抱歉李医生，我想占用你一点时间问个问题，可以吗？说实话，这事儿吧，问起来有点难为情，可总放在心里也不是个事儿。唉。"

这样的铺垫，可以让我们通过强调自己的感受，自己的为难与弱势，引起医生的关注与理解，有了心理准备，在医生的鼓励下再提出问题，往往会达到很好的沟通效果。

7. 四大要素，让医生更关注你

有时候，学会一个真诚的微笑，胜过学会一百种语言的表达。

——题注

美国传播学家艾伯特·梅拉比安曾提出一个公式：人类信息的全部表达=7%的语言+38%的声音+55%的肢体语言。

这个公式告诉我们，在人际交往过程中，属于非语言符号的声音和肢体表达，占了人类信息表达的93%，而只有7%的信息沟通是由语言完成的。可见非语言沟通在人类信息交流中占据着非常重要的地位。

现在，请读者朋友们回想一下，在本节之前，笔者有没有涉及过非语言的沟通技巧，有吗？有的。

笔者曾提到过——在与医生进行沟通的过程中，要注意衣着得体，要注意使自己的目光更加专注认真，对不对？

没错，衣着和目光，就是非语言沟通中非常重要的两种沟通形式。

在本节，笔者还想就其他几种非语言沟通的方式作更具体的讲解。这些方式虽然脱离了语言的表达，却能诠释出比语言更加真切、丰富的含义。

好的肢体语言透出你的修为

在画家和行为艺术家的眼里，人类的精神可以通过姿态与四肢的运动来得以准确的表达和展现。同样，医患双方在交往与沟通中，彼此都能通过自己和对方体态上的一举一动来表达和感知某种特定的含义与态度。

当我们在内心中暗怀紧张与不安的时候，全身的肌肉往往会紧绷起来。而当我们要对某位医生所谈的话题充满兴趣的时候，往往会将身体略微倾向对方。这些，就是肢体语言。

需要提醒读者朋友们的是，在与医生交流过程中，我们最好提醒自己不要出现以下姿态：

（1）不要在与医生谈话时身体后仰，或者左顾右盼，那样会显得你对正在谈论的话题漫不经心，有轻慢他人之嫌。

（2）不要表示嫌恶和轻蔑地侧开身体，或者拂袖拍案，疾行而去，那是在明白无误地告诉医生，你已经不打算接受他的诊治和帮助了。

（3）不要将双臂抱在胸前跟医生说话，他会以为你在抗拒和抵触他的建议。

舒缓柔和的声调，显示出你的真诚

能够恰当自然地运用声调来表达情感，是人与人之间实现顺利交往，进行良好沟通的条件之一。

要想证明这一点，我们可以先做个实验，就用“我爱你”这最简单的3个字来试试看吧。

对着镜子，说出这句话。

第一次，用平和舒缓的声调，你会觉得这三个字很真诚；第二次，试着快速吐出，你会发现这三个字毫无诚意，等同于“我爱豆腐渣”；第三次，试着用冷淡的音调疑问出来，你会听出一种不屑的嘲讽。

通常情况下，柔和的声调可以表达我们的坦诚与善意，低沉的语气可以表示我们的沉重与忧虑。但不管你说的是什么话，都不要阴阳怪气，或者用鼻音哼哼，那是在表达你的傲慢与鄙视，会让医生感觉你缺乏诚意，难以相处。

守时，对医生和自己的尊重

如果你与医生约好了下次会面的时间，比如说，他要求你半个月后来医院复诊。请牢记这个时间，做到守时复诊。如果你过了几个月才想起要去，会让医生觉得你不但对他的嘱咐不重视，而且对自己的疾病也不重视。

微笑，表现出你的赞同和认可

在所有的面部表情中，微笑，是一个不能不提及的话题。在医患双方的沟通过程中，彼此会心的微笑代表的不只是心情的愉悦，它还能表达出这样的情感信息：“没错。”“很好。”“相信你。”“我们是朋友。”

微笑，是一个美好的表情。它虽然无声，但却能说出我们的快乐、赞同和尊敬。

8. 正确用药，事半功倍显疗效

是药三分毒，但如果不知道怎样正确地使用药物的话，那么，它将是百分之百的毒。

——题注

了解药物的基本常识

“夫为医者，当须先洞晓病源。知其所犯，以食治之，食乃不愈，然后命药。”药王孙思邈这句话的真正含义其实有3个：

第一，作为医生首先要找到病因。

第二，知道了病因，对症补充相应的食物来治疗。

第三，食疗不是万能的，所以很可能会“不愈”。

第四，不愈了怎么办？用药。

可见，药才是治的根本；而食，更多的意义在于试探性的疗。

一个人不知道怎样食疗进补，似乎也情有可原，但如果不知道该怎样用药，问题就有点大了。

（1）药品分类：为指导人们用药安全有效，目前的药品分类管理将药物分为处方药和非处方药（又称OTC药物）两大类。处方药是必须有医生开具的处方才可以调配、购买和使用的药品，而OTC药物虽然也经国务院药品监督管理部门批准生产，但无需医生处方，可在药店自行判断、购买和使用的药物。

（2）常见用药途径：主要有口服、静脉注射、肌内注射、皮下注射。药物还可舌下含化、直肠灌注、滴眼、鼻腔喷雾、口腔喷雾和皮肤外用涂抹给药。每种给药途径都有它特殊的目的，且各有利弊。

了解完以上这些最基本的药物常识之后，应该提到的就是注意事项了。

买药时应该注意的事项

（1）从合法的渠道购买合法的药品。

（2）购买OTC药物时，向药店工作人员明确说明买药的原因和病症；在选择药品前，至少要对用药者本身的疾病、曾用药、药效和有无过敏等情况有一个确切的了解。

（3）购买处方药时拿上医生开具的处方。

（4）认真查看药品包装上标注的生产日期、有效期等内容。任何药品都只能在有效期内使用。

（5）索要和保留购药凭证。

用药，牢记用法和剂量

（1）非处方药首先应该详细阅读药品使用说明书并按说明使用。

（2）处方药则要严格按照医生写在处方上的药物使用方法进行使用。核实内容包括：药名、用药途径、单片（支）的药品剂量、单次使用的药品剂量、每日几次、什么时间用（比如饭前、饭后、睡前，等等）。

因为药品在购买后，处方会被收走，因此，请认真将这些药品的使用方法写在该药瓶的外包装上，以免事后遗忘。

药品说明书：八条内容要留心

在药品说明书上有很多专业性的词汇，普通人看不太懂，也不太愿意仔细看。但实际上，有些内容是我们能够看懂并且必须看清的，对这些内容，一定不能忽略。

（1）查看药名：一种药往往会有多种药名。还有些药，虽然是完全不同的两类，但药名却十分相似，因此要注意区分，不要用错。

（2）看清批准文号、生产批号、有效期：批准文号是鉴别假药、劣药的重要依据，生产批号表示具体生产日期，有效期为可以保证药品质量的期限。

（3）适应证：就是该药能主治什么。

（4）用法、用量：如果没有特别说明，一般标明的剂量就是成人的常用量，小孩或老人的使用量要按规定经过换算后才能使用。

（5）药品不良反应：注意会引起什么样的不良反应，比如胃肠道反应，又或者会偶有变态反应，即过敏发生，等等。

（6）注意事项或禁忌：看看有没有一些特殊患者需要注意的内容，以及与其他药品合用的禁忌证。

（7）贮存：留心该药品是否需要避光、冷藏。

（8）规格：要看清该药的最小计算单位的含量和每个包装中所含药品的数量是多少。

过敏讲清楚，抗生素别乱用

首先，在医生为我们开药之前，要告诉他，我们对什么药有过敏史，这一点非常重要。

“医生，我对青霉素过敏。”

“医生，我过去用左氧氟沙星的时候，身上起过很痒的红点。”

对，一定要尽可能地把我们所知道的用药经验告诉医生，这会提醒他，开什么样的药物更适合眼前的这位患者。

不要怕开口。很多人在就医过程中，总是习惯于把自己放在一个被动的位置上，医生说什么就是什么，完全没有“自我意识”，这是不正确的。

要学会开动脑筋，有些问题即便医生没有问到，只要我们认为有必要让他知道，都可以主动说。比如："医生，我对鸡蛋过敏，还有，对花粉也过敏。"

这么简简单单的一句话，很可能会让医生正在写处方的笔为之一顿。没错，这个信息很重要。如果一个人对鸡蛋、花粉等东西产生过敏反应，那医生就要谨慎了，"避开使用一些容易导致过敏的药物"，这个念头会立刻像盏信号灯般警惕地亮在了他的脑海中。

现在，在你的用药安全系数上，可以加10分。

其次，在开什么药、怎么开的问题上，要尽可能地听从医生的意见，不要凭着个人意愿，向医生提出一些不符合用药基本原则的要求。

比如，有些患者总想快点把病治好，要求一住院就给药治疗。殊不知，治病的第一要素就是诊断，在没有确诊之前盲目用药不但会浪费药物，还会损害身体。

再比如，有些人稍微有些头痛脑热，就想使用抗生素，甚至直接把抗生素当成包治百病的灵丹妙药。事实上，抗生素对各种病毒性感染并无疗效，而咽峡炎、上呼吸道感染者90%以上是由病毒引起的。因此，除非能肯定为细菌感染，一般都不应采用抗生素治疗。

在欧美等发达国家，有句话叫做："买枪容易，买抗生素难。"正是由于抗生素的严格管理和合理使用，才使得欧美各国医院里的抗生素使用率只有22%～25%。而在我国，近五年来，各大医院的抗生素使用率均保持在67%～82%，抗生素类药物的费用占全部药费的40%左右。在使用抗生素人群中，有1/3以上的患者根本不需要用抗生素，约1/2以上并未起到作用。

抗生素的不良反应会使身体器官受损，而且，滥用抗生素将会破坏体内的正常菌群，使病菌耐药性增强而增加疾病的治疗难度，甚至导致疾病无药可治。这绝非耸人听闻，2006年3月，北京一家知名医院收治了一名普通的咳嗽患者，尽管医生给他用了多种类型的抗生素，仍然没能挽回他年轻的生命。细菌培养发现，患者体内感染的病菌对各种抗生素均耐药。经调查，患者生前有长期服用抗生素的习惯，这种长期不合理使用抗生素的生活方式间接导致了他的最终死亡。

因此，我们在治病过程中，什么时候使用抗生素，使用什么类型的抗生素，都应该认真听取医生的意见，最好不要自作主张、一意孤行。

接下来，注意要把医生嘱咐我们如何用药的事项记在纸上。这一点，请不要懒惰或者疏忽。写完后，最好再让医生看一遍，看看我们记下来的对不对，还有什么遗漏。

也许，对这个要求你会不以为然，是的，我们常常会这么想：“不就两三种药吗，有什么记不清的，怎么用？一日3次，一次2片啦，不用写，好记。”

但事实上，有很多情况会超乎我们的想象。

这里，发生在李老先生身上的那件事，或许可以给我们大家提个醒。

一天，78岁的李老先生因为身体有些不适，独自跑到医院看病。经检查发现，病不重，吃些药应该就会好转。这是医生的想法。

于是，医生给李老先生开了一瓶口服混悬液，要求他每日3次，每次在服用前要先摇匀了再喝。李老先生很认真地听取了医生的嘱咐，回到家后，非常认真地进行了“规范”用药。

3天后，李老先生的女儿怒气冲冲地找医生来了：“我说有你这么做医生的吗，你这不是忽悠人呢吗？今天这事儿，你要说不出个所以然，我跟你没完！”

医生一脸茫然。这位仁兄当然不会想到，李老先生把他所说的——服用前要先“摇匀”，听成了服用前要先“摇晕”。

于是，李老先生回家后，冲着那瓶药想了半天，想着什么叫先“摇晕”，把什么摇晕，药，他怎么能把药摇晕啊？看来，只能把自己“摇晕”了。于是，我们的李老先生在每次服药前，必定先把头当拨浪鼓似的来回乱摇，一直摇到真的两眼发晕，难以站立，方才十分放心地将手里的药，按量喝了下去。

结果，第一天晕了三回，第二天又晕三回，到了第三天，让女儿看见了，奇怪呀，问，你这是干吗呢？李老先生答曰：医生让我把头摇晕了，才能喝药……

只是一个字的发音问题，就导致了这样匪夷所思的事情发生。可以想见，如果没有听清医生的嘱咐，胡乱用药的话，只怕会引起更严重的后果。

所以，请用笔记下医生的话，再向他求证一遍，这样，在我们的用药安全系数上，就能再加10分了。

下面，是很多人都曾犯过的一些用药错误。那就是对药物本身的

“不重视”。因为不重视，所以医生要求饭前半小时吃的，往往在饭后才想起来；因为不重视，医生要求一日吃3次的，结果回头想想，只吃了1次；因为不重视，要求吃1周的，结果吃了3天就不想吃了，因为吃后有些恶心不适，又或者是因为病好了很多……

然而，不能规范用药的结果，往往是我们不得不付出更大的代价。所以，请多操点心，对自己的身体负责，请不要随心所欲地改动用药剂量和次数。

要知道，三分毒的那是药。如果乱吃，那就是七分毒的毒药了。

另外，要提醒大家的是，药物在用一段时间后，一定要留心它的效果，如果效果不理想，应该考虑去找医生商量一下，看需不需要换成其他的药，不要闷着头只管用。

最后一点，用药过程中如果出现特殊不适，不管是不是药物引起的，都应该暂时停药，及时去医院寻求医生的帮助。

停药别大意，杜绝后患要留心

（1）自己这次都用了些什么药，效果如何。

（2）自己在用药过程中获得了哪些经验。比如，对××药有很强烈的胃肠道反应；吃了××药之后，全身过敏起红药疹，等等，这些都可以用来指导自己今后的用药选择。

9. 给医生的决定“减负”，等于给自己的健康“打折”

请不要擅自为医生的要求“减负”，因为这么做的结果，很可能是在为我们自己的健康“打折”。

——题注

严遵医嘱，对自己的健康负责

镜头一：

医生正在很认真地嘱咐患者：“这药虽然贵，但是效果不错，一定要坚持服用。”

“好。”

“服用1个月后，最好再来医院复查一次。”

“嗯。”

“还有什么不明白的吗？”

“没了。”

医生满意地点点头，放行。

但他并不知道的是，10分钟后，这位十分配合、认真点头的患者就把手上那张已经划好了药价的处方团了团，然后准确地扔进了纸篓。

这药还真是贵，只是化验里有那么一项不太正常而已，不吃应该也没什么关系。

镜头二：

“你应该去做个心脏B超检查，我认为这是必要的。”医生如是说。

“好的，我现在就去，一会儿就给你结果。”

“一会儿？呃，我想你最好有个心理准备，做心脏B超检查的人比较多，可能排队还要排一阵子，而且，做心脏B超检查，整个过程最少也要1个小时。”

“是吗？好吧，我知道了。”

10分钟后，一张心脏B超检查的申请单被扔进了纸篓。

因为没时间也没耐心让自己耗在排队等待的队伍中，马上要赶去开会了，至于什么心脏B超检查……还是算了吧。

这些镜头，眼熟吗？

作为有独立意识的个体，每个人都有自己的性格与思维方式。有些人十分重视健康问题，天天热衷于养生之道，而有些人则抱着无所谓、听天由命的想法去面对医生的警告，不到万不得已，被疾病撂倒在床上，是绝对不会主动就医、配合治疗的。

在这两者之间，还存在着另一类人，一类数量庞大的人群。他们有病了会去看病，有药了会去吃药，但是时间稍微一长，或者由于一些外在原因，比如药费过高、没有时间、打针怕疼等原因而擅自更改医嘱，虽然表面上对医生的要求十分配合，彬彬有礼，可一转身，主意就改变了。“跟着感觉走”的后果，往往就是“紧抓病的手”。

在临床医疗实践中，要治病，仅靠医生的正确用药是绝对不够的，还需要患者的合作，需要严格根据医嘱用药。然而调查显示，临床上有30%~70%的患者没有按医嘱用药，或中途停药，甚至未用药。

这究竟是为什么呢？明明是来看病的，明明知道生命健康的宝贵，怎么还会有这么多的人无视医生的嘱咐？

原因一：思想上不重视——缺乏对疾病相关知识的认识，比如疾病会导致的危害、疾病可能引起的不良后果等。

原因二：对医生缺乏信任——很多人，只相信自己，不相信别人。

原因三：惰性——这个就不多说了，人性最重要的弱点之一。

所有这些原因，使患者对医嘱的依从性降低。调查显示，有大约46%的患者不能按处方剂量正确服用药物，有12%的患者根本就不服药，有30%的患者在短期抗菌治疗中不遵守医嘱，而在可以下床走动的急性病患者中，约有92%的患者可能是不依从的。

这非常危险。

危险到什么程度？请看看下面这两项来自医学界的研究数据：

在我国，冠心病、急性心肌梗死救治率低的主要原因是患者遵从治疗指南的依从性差！

在美国，每年因不依从性而死亡的患者达12.5万例，并且，因为患者的药物依从性差，每年还要额外花费2900亿美元的医疗费用！

要想提高患者的依从性，除了医方的努力，我们自身也要有高度的危机意识。

相信和服从医生，约束和要求自己，这是每一位热爱生命的人都可以并且应该做到的事。

10. 质疑医生的决定时，先走三步再抉择

在重要的治疗方案上，不要盲目地服从或者拒绝某位医生的决定，多找几位专业医生进行咨询和分析，可以帮助你选择一条离目标最近的路。

——题注

上一节谈到了患者对医嘱的依从性，谈到了对医生的信任，对自己的约束。

但在这一节说的是：没有任何事物或者结果是绝对的。作为一个要对自己行为与健康负责的成年人，除了听从建议，还要学会分析问题、解决问题，而要做到这些，需要依靠我们自己的头脑。

也就是说，在人与人之间，虽然存在着普遍适用的原则与规范，

但事物的多面性要求我们还应该具备一些变通与选择的能力。

任何的服从和拒绝都应该是有条件和有原因的。服从医生，是因为我们相信他是对的。如果对他的决定，我们做不到完全信任，或者说已产生了质疑，那么，还要无条件地服从吗？

当然不。

健康是私有财产。如何经营这份财产，决定权只会在我们自己的手上。

如果，我们对医生的决定确实有所怀疑或者担忧，不要勉强自己，让我们分三步来走：

与主治医生沟通、翻阅资料，搞清状况

如果对自己目前的疾病没有一个清晰的认知，对医生的治疗方案没有一个全面的了解，那么，我们对医生的质疑就缺乏最基本的根据，是没道理、没立场，也是没必要的。

那么，怎样才能搞清状况？最简单的办法就是与自己的主治医生进行沟通与交流，把自己想知道却不知道的、想明白却不明白的与疾病治疗有关的问题，一条条拿出来，认真咨询；其次就是翻阅病历，再辅以一些参考资料，进行综合分析与判断。

请教专业人士询问专业治疗方案

无论我们自身是一个多么有主见、多么有性格的人，在医学面

前，应该学会从善如流。

当我们的想法和顾虑与医生的决定产生冲突时，当面反驳或者拒绝医生显然不够明智，它往往会把我们逼向一个没有退路、无法斡旋的尴尬境地。比较妥当的办法是，请医生给我们一些时间与家人商量，以便对医生的建议作出最后的决定：是同意，还是放弃。

当然，家人的意见是象征性的，要想找出可以让我们安心的正确答案，毫无疑问，这需要专业人士的指点与建议。

这里所说的专业人士，指的是真正意义上的大医院的专家教授，而且，是主要从事和研究此类疾病的医学专家，2～3名就可以了，拿上自己的病历和各种检查报告的复印件，找到他们，分别咨询。

咨询的内容可分为：

（1）目前的病情诊断是否正确。

（2）目前医生制订的治疗方案是否有效，还有没有更好的治疗方法。

（3）在治疗过程中会出现哪些不良反应和意外。

（4）请他们给出建议。

综合分析，作出自己的决定

将专家们的意见综合分析之后，我们要做的只剩一件事，那就是决定。决定听谁的？如果大部分专家认可我们主管医生的治疗方案，那么就服从。如果大部分的建议与之相左，那么你可以有两个选择：要么，开诚布公地与医生谈谈，提出专家的意见，看他是否能接受，重新制订方案；要么，重新选择医院或者医生。

不要不好意思，不要犹犹豫豫，这个时候，是我们该拿出主见、确定方向的时候了。

毕竟，健康是自己的，能够对它负责的人，也只有自己。

11. 找一些专业人士做朋友，生活更便捷

请在手机名片中，为自己找到一名医生做朋友，因为朋友的意义不仅在于分享，还在于帮助。

——题注

找一位医生朋友，相当于找了一位家庭医生

我们生活在社会中，每个人都有自己的社交圈，有工作上的同事、生活中的朋友、家庭里的亲人。正因为有了这些人，我们才有了安全感，有了被人需要的价值感。

其中，同事和亲人是我们无法事先选择的，而朋友则不然。俗话说，近朱者赤，近墨者黑。朋友之间不但具有感染性，还具有可

选择性。

我们需要朋友，因为有朋友，好办事。

那么眼下，我们都为自己选择了哪些朋友？在生活中，又能得到哪些帮助呢？

来吧，现在就作个测试，拿起你的手机，点开电话簿，然后一个一个下翻，一边翻一边念出这些人的职业。再根据他们的社会背景，据实填写下面的空：

需要我来帮助的朋友占（　）%；

不需要我帮助，却可以帮助我的朋友占（　）%；

可以帮助我并且有可能需要我来帮助的朋友占（　）%。

现在，不管你得出了什么样的答案，无论这个答案能给你一个什么样的启示，我想问的只有一个问题：在可以帮助你的朋友中，有没有医生？

为什么要这么问呢？因为在美国，家庭医生制度已经发展得相当成熟，美国人看病或者有健康方面的问题需要咨询的话，都会先找自己的家庭医生，而我们却没有。

也许有人会说，现在在上海有一些高收入人士已经开始拥有他们自己的家庭医生了。但是请注意，这些家庭医生的存在，只属于市场需求下的个案，还没有真正形成一种社会制度。

美国人如果需要入院治疗，会经他的家庭医生安排住院或者联系专科医生为他进一步服务；在大多数情况下，保险公司也只负责经过家庭医生同意的继续治疗时的费用。这样，在医生、保险公司和医院之间就形成了一个为了保护自己利益而互相制约的良性就医链。而在我国，有医院，有保险公司，却唯独缺失了家庭医生。

没有家庭医生，我们要就医就得自己选医院、选科室、选医生。但问题是，我们自己真的能选好、选对吗？

尽管，致力于帮助大家做对就医“选择题”，一直是本书想要为之的最终目的，但我不认为仅靠一本书，就能使我们在现实生活中做到游刃有余。毕竟，医学在实际应用中充满了不可预知的变数，而随机应变并不是每个人都能掌握的技巧，何况医学是一门专业性很强的科学，它博大精深、浩瀚如海。

因此，能够在生活中经常得到专业医生的指导，这对我们的生活而言，无疑是一种非常必要的身心保障。

所以，我很庆幸在自己的手机储存卡里，有大约20多个医生的电话，他们都是我的同事和朋友。虽然这的确与我的职业有关，但是不可否认，在我需要得到某方面的医学指导与建议时，这些电话的确给予了我希望得到的帮助，他们能及时为我解除困扰，指点迷津。

而我，也经常会接到一些朋友打来的电话，向我咨询，例如：“儿子的学校让打‘甲流’疫苗，这个有没有危险啊？”又或者：“我最近白带颜色不正常，还有异味，怎么办啊？如果是妇科病，该吃什么药？”等等问题，有些问题，我本人能立刻给予回答，但有时也会遇到一些专业性强或者自己也拿捏不准的问题，在这种情况下，我会首先打电话咨询自己认识的从事相关专业的医生朋友，然后再把医生提出的意见和建议转告给我的朋友。

于是，就有了下面的等式：

有一位医生做朋友＝有一堆医生做朋友。

有一堆医生做朋友＝节省了去医院咨询医生、去书店翻看医学书籍所需花费的大量时间与精力。

看来，找一位医生做朋友，实在是居家旅行、出门采购、花天酒地、通宵熬夜之常备。

如果此时此刻，你的手机里居然找不到一位医生的号码，也别沮丧，从现在开始，留心为自己找一个能够令我们生活得更加健康、更加安心的医生朋友吧。

无论这位医生是你在聚会上、工作中偶然相识，还是在就医过程中因为与其相处融洽，互有好感而结成的朋友；无论是朋友介绍的朋友，还是网络上的网友，只要你诚恳、真挚，能用心地把他当做自己的朋友，他也必然会以朋友的身份，给予你需要的帮助。

获得朋友帮助的途径，主要有：电话、QQ号和他的工作单位。

但在这里，需要提醒大家一点的是，朋友，即便他是名医生，能为我们提供的也只是一些专业的信息和建议，听与不听，还在你自己。

在你认为有必要的时候，最好还是到医院去做进一步的检查和诊断。因为，这位医生朋友在你生活中的角色是朋友，而不是医生，你们之间不存在医患关系，他对你的健康并不承担法律责任。

12. 护士，我们在医院接触最多的人

一个人成熟的标志不在于年龄的长幼，不在于智慧的高低，而在于他在与人的交流与沟通中，是否懂得尊重。

——题注

在本节的开始，先请大家做一道单选题：

你认为，在医院与我们进行交流与沟通最多的人是（　）

1. 医生　2. 护工　3. 护士　4. 病友

告诉我，你的选择是？

没错，正确的答案只有一个：护士。

护士是我们在医院里接触最多、交流最多的人。他们在医院里不

但要负责迎送患者、导诊和作各种解释工作，还要负责对患者的病情进行护理与观察，不断地巡视、照顾、提醒和询问记录……

我们是如此地需要护士，可在多数人的眼里，他们依然不过是一个“附属”于医生的职业。医生下医嘱，护士执行；医生总是坐着，护士总是站着；夜班医生可以睡觉，夜班护士必须睁眼。还要做什么接待患者、喂药喂饭、翻身拍背等生活护理之类的事情。总之，护士就是给医生打下手的。仅此而已。

这种认知的偏颇，使护理人员在社会上缺少应有的地位与尊重。

事实上，护理工作是一个完全独立，与医生并行的职业。这一点，在他们的职称分级上，清晰可见。

我们之前提到过，医生的职称分级是这样的：医士、医师、主治医师、副主任医师（副教授）和主任医师（教授）。

而护士的职称分级则是这样的：护士、护师、主管护师、副主任护师（副教授）、主任护师（教授）。

从他们各自的职称可以看出，医护关系是一个完全并列的合作关系。他们都要经过专业学习、毕业、执业注册考试等程序才能正式上岗工作。

现代护理学是一门研究如何诊断和处理人类对存在的或潜在的健康问题反应的科学。任何一家医疗机构的整体医疗水平，与其护理队伍的整体素质息息相关。

换句话说，那些在我们眼里看来，总是奔波在病房之间，一会儿来发药，一会儿来输液，工作琐碎而不起眼的“白色燕帽”，其实在我们治疗疾病的过程中起着举足轻重的作用。

有鉴于这份工作的重要性，下面，我们将着重围绕的话题就是——如何与护士进行有效沟通。

要想得到最好的护理，就要最大程度尊重护士

任何人，在任何事上，要想与对方取得一致意见，彼此的尊重是最基本的条件。

不可否认，职业本身的特殊性，往往会对护士造成一定的困惑。很多都是刚从护校毕业的年轻女孩，在工作中还会遇到诸如给男性患者外阴部备皮、给男性患者插导尿管等同龄女孩完全不会接触到的事，从理论到实践，这个过程对未婚女孩来说，的确需要一定的勇气。如果在这个过程中，她们得不到理解和尊重，往往会对护理工作产生悲观情绪，同时也会对患者产生心理隔阂。与她们沟通？只怕是无从谈起了。

记住护士的名字，他也会记住你

可以肯定地说，无论是门诊护士，还是住院部的护士，他们对我们现在和今后的就医需求，都能给予非常重要的帮助。

比如挂号应该挂哪个科，比如从这里到心电图室应该怎么走，比如某某医生什么时候值班等信息，都需要护士来告诉我们。所以，请用心看一下他的胸牌，记住他的名字，实在记不住，最少也要记住他的姓。这样的话，再次见到他，即便他完全不记得你了，但由于你知

道他名字的缘故，他会很容易对你产生亲切感。

“护士，请问到内科住院楼该怎么走？”

“从这边往右走，再转个弯就到了。”

“谢谢啊。”

以上是一般患者的询问方式。

而我们，其实可以做得更好。

“哎呀，这不是小李护士吗？可算让我遇着个熟人了！你看看，我这人老了，脑子也不好使了，怎么也不记得去内科住院楼该怎么走了。”张大妈略显尴尬地冲小李护士笑了笑。

“哦，是大妈啊，您这是要去内科做什么啊？”

“我想去找找上次主管我的那位刘医生。最近吧，我老毛病又有点犯了，刘医生熟悉我的病情，所以我想先找他给看看。不严重的话，看能不能先开些药让我在家吃。”

“大妈，刘医生今天不在住院部，他在门诊呢。这样吧，我带你去找他。”

“哎哟，那可太好了。小李啊，怎么一阵子没见，好像又长高了啊？”

……

这就是区别。记住别人的名字，说明了关注，说明了重视，说明你是一个有心的人。

说出自己的感谢，护士工作会更有激情

含蓄，有些时候是一种美。但在更多的时候，欲言又止往往会让我们错失良机。

所以，我更提倡人们能主动、勇敢地表达自己的思想、感情和意愿。

现实生活中，能够爱上一个人，其实是件很幸运的事。因此，爱了，就要让对方知道，让他知道你的爱、了解你的爱、感受你的爱。

在这里，也想转达同样的观点：如果我们在生活中得到了别人的照顾、帮助，那么，请不要吝啬感谢的话语。一句发自内心的平实的关心和感谢，能让人心怀感动，充满激情。

“不好意思，小李护士，没想到会耽误你下班这么久，你的服务态度真是令人感动。”

“我妈妈在医院卧床这么长时间，身上干干净净的，没有一处压疮，这都是你们的功劳啊，我代表全家谢谢你们。”

这些质朴平实的语言，没有任何华丽的辞藻，却能在肯定护理工作的同时，温暖人心。毕竟，真诚的谢意与赞美，是我们通向人心最近的路。

宽容护士的错误，给他们成长的机会

每一位经验丰富的护士，都是从刚刚毕业、初出校门的年轻人成

长起来的。由于经验不足，年轻护士在扎针输液时，往往很难做到一次成功，尤其是对小儿或者一些血管条件不好的老年患者更是如此。所以，我们会经常在病房里看到这样的场景：

有小护士端来输液治疗盘，准备为某甲输液，某甲却黑着脸，不准她给自己扎针："都不知道你干什么吃的，昨天都扎了我两针了，还没扎上，你想干吗啊？今天又来？不行，我要换人，换护士！叫你们护士长来！"

小护士只有低着头，红着眼睛，离开。

没错，一名好的护士，应该能通过自己的护理，最大限度地减轻患者的痛苦。但护理学本身也是一门经验科学，它需要时间的磨炼，实践的给予。如果我们能多一些理解、多一些宽容，护患之间的目光，必然会被宽容与感激紧紧相连。

13. 在亲人、朋友需要时给予最温暖的关照

请力所能及地做好一名合格的就医代理人，毕竟，一个人的价值不仅仅在于他能创造什么，还在于他能挽救什么。

——题注

像照顾孩子一样照顾生病的老人

通常情况下，我们到医院看病，除了为自己，还有一种可能，那就是为了亲人或者朋友。在我们的亲人中，未成年的孩子最容易引起关注，但是老人呢？

事实上，当一个人开始渐渐衰老、渐渐枯萎的时候，无论是去银行存款、去澡堂洗浴，还是去医院看病，他都会比孩子更需要他人的

帮忙和照顾。

虽然，有很多老人从不认为自己老了，也从不认为自己老得需要别人的帮助。但是，当以下这些情况开始出现在一位老人身上的时候，那就是在提醒我们，要留心他的身体状况，一旦生病，要及时做好他的就医代理人。

（1）开始出现视物模糊、听力减退的情况，旁人说话时，往往听不真切，需要大声、重复地说上几遍。

（2）走路容易崴脚或者被磕绊到。

（3）有时对别人所说的话反应不过来，不知道是什么意思。

（4）忘性越来越大，经常不知道自己的东西放在哪儿了。

这些状况说明，老人正在逐渐丧失正常的行为与思维能力，如果没有就医代理人的帮助，一旦生病，不但难以保证自身在医院的安全，而且对医生的意图与要求也会缺乏正确清晰的认识，极易耽误病情，甚至酿成大错。而这些，其实是可以避免，可以挽救的。挽救他们的那个人，就叫做就医代理人。

是的，那是我们必须承担的角色。

当我们的亲人和朋友在生活中无力自行就医，又或者因某种突发事件而出现不能就医的时候，我们必须挺身而出，给予帮助。不过，真到那时，我们应该作好哪些准备，应该注意哪些事项？应该怎么做，才是一名有效率的就医代理人？

第一，说服老人，让他们认识到就医代理人的重要性。要提醒他们，如果生病，不要逞强，有代理人陪同，会使他们的就医过程更加高效、安全。

第二，平时就要未雨绸缪，注意将老人的身份证、医保本，和其他相关证件放在一起，保管好，一旦要使用，可以立刻找到。

第三，对老人过去得过什么病，现在得的是什么病，包括老人吃的是什么药，对什么药过敏等情况，都能有一个比较清晰详细的了解。这样，我们在医生问诊时，能代替老人，提供一些详细、正确的个人信息。

第四，尽可能详细地询问医生，老人目前的病情如何、准备怎样治疗、如何用药以及平时要重点注意些什么，比如吃什么样的食物、能做什么样的运动、多久应该再来复诊……把这些都一一记录下来，然后按照医生的要求，逐一执行。

第五，留下医生的联系电话。注意观察老人的病情变化，一旦出现异常，立刻与医生取得联系，寻求指导和帮助。

以上五条，是一名合格就医代理人所应该做到的。

生活中，有些人做就医代理人，却往往并不重视这个角色所能起到的作用，或者，压根就不知道自己应该负起什么样的职责。一旦老人出现不适，只会慌慌张张地把老人带到医院，老人没带证件，只会一个劲儿地责怪；老人说不清病情，只会一个劲儿地埋怨，却从没想过，自己是否做好了代理工作，是否曾用心挽救过老人的疏忽与过失？

如果，因为某些特殊的原因，临时成了某位朋友的就医代理人，那么，在医院里为他跑前跑后，找医生、找护士的同时，记住，不要忘记尽快联系朋友的亲属与家人。

了解伴侣的身体状况，做个真正的亲密爱人

说到家人，除了老人和孩子，最重要的成员应该就是自己的伴侣了。

老人会故去，孩子会长大，大约只有我们的伴侣，才是今生唯一可以相伴到老的人。然而，一直以来，很多男人，或者说是绝大部分男人，即使有了不适，只要还能忍受，就绝对不会主动去看病，甚至对每年的体检都不想去做，好像只要不去医院，不做体检，自己就永远不会生病。

因此，一旦察觉到自己的伴侣有了身体上的不适，我们应该引起重视，督促他去医院检查。如果他不肯去，病情又没有明显好转的话，这个时候我们就要挺身而出，说服他去看病，并且，陪着他一起去。

在去之前，夫妻俩最好先对病情有个大概的统一认识和意见，然后梳理一下自己的思路，想想看，在见到医生后要先问什么，后问什么。这样做的好处是，可以避免发生类似下面的这种场景：

妻子忧心忡忡地说："医生，我丈夫最近总是肠胃不好，又恶心又腹泻。"

"别那么夸大好不好？"丈夫立刻一脸不耐烦地在旁边插嘴反驳，"我就是有点不想吃东西，别的也没什么，真烦人，就这么点事儿，非拉我来医院。"

"我哪儿夸大了？你今天早上是不是恶心得一直在干呕？"

"那是呕吗？那是咳嗽！"

“呃，那个……”夹在两人中间的医生，眼看着两口子之间气场不善，只得苦笑着建议，“要不，两位先回去再商量商量，等确定好是怎么回事，再来找我？”

这就是失败，一个失败的就医代理人，一次失败的就医行为。

让我们谨记这一点：无论是为老人、孩子、朋友还是伴侣做就医代理人，首先，应该努力使他们在对疾病的认识上与我们达成统一意见，并在此基础上，帮助他们分析病情、树立信心，同时记录医生嘱咐的要点，比如要注意什么、小心什么、做到什么等，直至陪伴他们完成相关的各种检查和治疗，将因病造成的损失降到最小，从而达到帮助他人的目的。

第三章

住院部，让身体重获健康的场所

在本书的前两部分，笔者为读者朋友们设置的绝大部分就医场景都是在门诊。现在，是时候离开那儿了。让我们一边在医院的绿荫丛中漫步，一边来谈谈那些与住院部有关的话题吧！

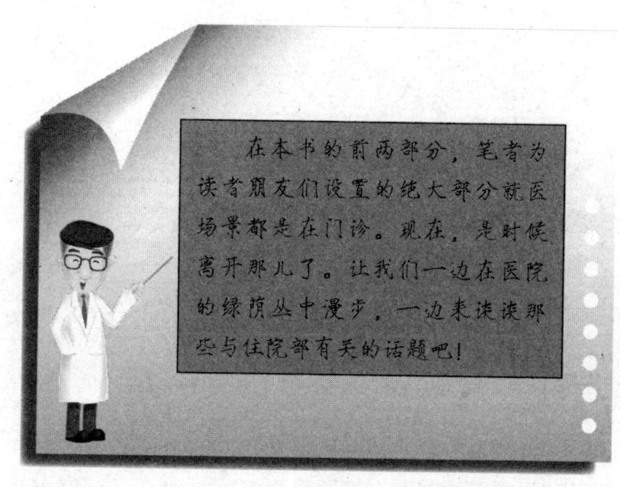

1. 作好住院前的准备，从容面对手术

要想在就医过程中做到从容不迫，唯一的办法，就是做好应该准备的一切。

——题注

当我们最终决定要住院，在准备出发之前，除了日常用品之外，你知不知道自己还需要携带哪些重要物品？

准备好住院需要携带的物品

医保本：在拿的时候一定要注意看清姓名，不要错拿了家里其他人的医保本。毕竟，从外观上看，它们的确很像。

身份证：医生在填写住院病历首页时需要它，它能证明你的身份。有些人平时的常用姓名和身份证上名字的个别字会有出入，要以身份证上的姓名为准，正确填写，以免在治病过程中出现医疗纠纷，打官司时对不上号。

现金和银行卡：很多医院都能在收费处刷银行卡来完成缴费，但是在住院过程中你会发现，随身带些少量的现金依然是十分必要的。

这些是通用部分，下面会对一些特殊人群的入院准备，提出具体的建议。

作好心理准备，以及费用、饮食方面的安排

为了保证我们在住院期间的治疗效果与基本生活质量，除了准备好前面所提到的那些需要携带的物品之外，我们还应该作好以下几个方面的准备工作，以便应对可能出现的各种状况：

（1）作好心理准备：任何人生病，无论是大病还是小病，都会给家人带来忧心与压力，而患者自己的情绪也会因此而有所起伏波动。但请谨记：任何情绪的产生，都要适可而止。其实，就算你整天唉声叹气，愁眉苦脸，也不可能减轻丝毫病痛，反而还会加重病情。因此，患者应该在心态上及时做好自我调整，放开胸怀，以积极向上的姿态来配合医护人员的诊治。

（2）做好费用计划：如果得的是大病，或者要做的治疗费用很高，那就意味着会在经济上承受一定的压力。因此，患者要在入院费用上考虑周全，比如说，事先问一下医生，这次住院大约要花多少

钱？然后盘算一下，自己的积蓄有多少，要留多少？如果钱不够，找家人和亲戚来商量，看看他们能拿出多少？这些都要在入院前做好“预算”，不要事到临头乱了阵脚，延误自己的治疗。

（3）做好饮食安排：人在生病后，本身就很虚弱，消化功能减退，在治病过程中更有可能出现食欲缺乏等现象，因此在饮食方面，患者应该根据自己的情况向医护人员进行咨询，了解有哪些食物适合自己，能达到食疗的效果；有哪些食物必须忌口，否则会影响康复。如果你需要的饮食在医院食堂里无法得到满足，那么就要让家人进行安排，比如在家做好了，趁热送来。

以上部分是每位准备住院的患者都应该掌握的基本知识。下面是一些特殊人群在准备住院时，应该留心注意的具体事项。

老人住院，记得为他写下电话号码

人年纪大了，患病的概率也就会越来越大。于是，就医住院就成了许多老人忌讳却又不得不面对的现实需求。然而，入院后有些老人身边不见得会时常有人陪伴，一旦落单，在病情或者生活上出现意外变化，打电话通知家人就成了一种非常重要的联系方式。但是由于大多数老人都存在记忆力减退的问题，不能奢望他们能记住电话号码。因此，要专门为老人准备一个记录本，写上亲人的手机或者座机的电话号码，以备不时之需。注意要把字写大点，易于辨认。

产妇入院需要带上的“家当”

人常说，“怀胎十月，一朝分娩”。在漫漫等待的怀孕期，我们把住院生宝宝的物品都准备好了吗？除了前面提到的那些常规住院物品以外，自己还应该再带些什么？要带多少？什么时候就该准备了？从没做过妈妈的你，都知道吗？

建议：在妊娠7个月的时候，我们就可以开始准备生产用物了。虽然时间充沛，可以有计划地慢慢实施，但也不要拖到快临产了还没准备出个眉目来，否则一旦出现突发状况，需要提早入院的话，很可能会搞得大家鸡飞狗跳，手忙脚乱。

很多医院都会为产妇提供母婴用品，但种类十分有限。因此，你若决定了在哪家医院分娩，那么最好先向他们打听一下，以免在物品准备上出现重复。

（1）入院前自己携带的百宝箱“1号”包。

①证件及产检资料：围产期保健手册、围产期保健卡及门诊病历，准妈妈或准爸爸的户口本或身份证原件，准生证，已填写好的“出生医学证明填写依据”。

②入院时应当携带的个人用品：开襟保暖外套、洗漱用品、妊娠油、带吸管的杯子、餐具。

③生产后由家人带来的专用物品：出院时的家常衣服1套、开胸上衣（也叫哺乳衣，孕妇专卖店里都有卖）、哺乳式文胸、束腹内裤、束腹带、防溢乳垫、产妇卫生巾（分娩后，流出的血一下子还无法排尽，需要我们垫上产妇卫生巾）、吸奶器、营养品、照相机或者摄像

机（记录宝宝出生后的可爱模样，留作纪念）。

（2）需要为初生宝宝准备第一份“礼物包”：宝宝小包被、婴儿内衣内裤、围兜或者手口巾、奶瓶、小勺（如果希望母乳喂养，最好不要使用奶瓶，此时可以用小勺喂）、婴儿奶粉、纸尿裤、湿纸巾、小纱巾、护臀霜（1支）。

注意，不用带宝宝洗浴用的物品，因为在住院期间，护士每天都会为宝宝洗澡。

当然，没有什么程序是一成不变的。在决定住院前，最好先询问一下医生，有没有什么需要携带的特殊物品。比如说，由于病情原因，无法下床如厕，那么，自己是否要带上在家里常用的尿壶或者便器？长期卧床的患者还要留意询问医生是否需要带上自己常用的防压疮发生的气垫床，又或者医院本身就备有这些？

总之，入院前的功课一定要重视，要做足、做好，充分的准备，能让我们节省不少时间和精力。

2. 入院、出院过程全知道

入院前要做好的三件事

（1）办理入院手续：患者首先要准备好自己的身份证、医保卡、离退休证等相关证件；其次是带上日常用品；然后，手持医生开具的“入院证”去入院手续办理处办理相关手续。

（2）保存缴费收据：要妥善保存好每次交纳医疗费时的金额收据，以备出院结算时出示，从而获得院方的正式票据。

（3）通知家人：如果办完手续后不想再回家，记得打电话告诉家人和朋友，免得他们四处张贴寻人启事。

出院前，先把病情了解清楚

（1）了解病情：在自己有出院想法，或者被医生要求出院的时候，要首先询问医生自己目前的病情状况，是否可以出院，出院后是否需要继续服药。

（2）院后治疗：确定要出院之后，应与医生商议具体的出院时间，并认真询问出院后是否还需要后续治疗，如果需要，仔细将医生的要求记录下来，比如用什么药、怎么用、何时停用，等等。

（3）办理出院手续：通知家人出院时间，找出所有交纳费用的收据，在接到护士通知后，再前往出院手续办理点进行费用结算。

出院时，复印资料、确认复诊

（1）复印病历资料：医生会在出院小结里详细记载本次住院的重要检查结果和治疗手段，对患者的康复和今后可能的治疗有非常重要的指导作用。因此，在出院前最好将自己的住院病历复印一份，程序是向医院医务处提出申请，经同意后前往病案室，复印病历中的客观部分，包括检查结果和用药等。

（2）出院后复诊与咨询：有些患者的病情一旦得到控制，就会要求出院，但在家中仍要有一个恢复的过程。出院后，如果出现严重问题，必须立刻就医接受复诊；如果只是出现一些轻微的问题，可通过电话向自己的主管医生咨询；如果出院前医生对复诊的时间有明确要求，应该按时入院复诊，以便医生了解身体的恢复情况。

3. 在住院部，以最快的速度融入环境

在医院，用心地了解陌生的环境，是为了以更好的状态回到熟悉的世界。

——题注

走出熟悉的家庭，住进陌生的医院，每个人多多少少都会产生一些不适应。好在，大部分人都能很快融入新的环境，因为我们有着一个坚定而明确的目标，那就是——住院、治病、康复、离开。

为了这个目标，我们不但要有主动适应环境的准备，还要有主动了解当下环境的自觉。

只是，当我们提着生活用品，拿着入院证，一无所知地走进那片充斥着陌生味道、陌生病友和陌生人员的病区，独自坐在护士铺好的

病床上，四下打量的时候，是否真的确定知道，自己应该首先做些什么，了解什么？

主动与护士、病友打招呼

首先，我们应该主动向身边的人表达自己的友好与善意，无论是带我们走进病房的那位护士，还是住在我们左邻右舍的病友。从不认识到认识，这个过程其实很简单：一个微笑，一声问候，一个明亮的眼神，再作个简单的自我介绍。我们的坦诚和开放，能够使自己迅速得到他人的认可与好感。

这是我们正式融入环境的第一步。在很多时候，最贴近我们的护士与病友，往往会是那个能及时给予我们帮助的第一人。与他们做到关系融洽，无疑会使我们的医院之行拥有一个良好、明朗的开端。

认真倾听护士、医生、病友的讲解

请认真倾听，听责任护士讲解入院注意事项、环境介绍以及入院后的饮食要求；听同房病友介绍他们自己和病区里的一些更为细致的情况；听主管医生分析我们的病情以及第二天需要我们做哪些化验检查，检查前后要注意些什么……

懂得倾听，并且用心（或是用笔写下）记住，能帮助我们找到那条通往目标最近的路。

观察总结，了解身边的人和环境

正所谓眼见为实。在陌生的环境中学会观察，可以让我们做到思路清晰、胸有成竹。那么，具体要观察什么呢？生活必需的区域、医院的整体布局，以及消防通道，这些我们都应该亲自去查看、求证。

当然，重点需要观察的还是人。

观察我们身边的病友，简单地判断一下他是一个什么样的人。如果对方不喜欢说话，最好不要随便去打扰；如果对方喜欢夸夸其谈，我们也要适时地表达自己想要闭目休息的意愿。

通过胸牌和衣服的制式，分清哪些人是护工、哪些人是实习护士、哪些人是护士、哪些人是护士长，分清了他们，你就能在需要帮助的时候，找到真正能够帮助自己的人。

留意医护人员的工作时间和规律。比如上午八点前后，护士会在病区内做晨间护理。因此，最好提前吃完早餐。在上午九十点，所有的医生（做手术的除外）都会参与查房，因此，安静地待在病房里，无疑是一个正确的选择。

沟通有度，作有效的沟通

沟通的形式有很多，前面的章节中已经提及，这里就不再赘言。

需要重点提到的是，我们应该明确自己希望通过沟通达到一个什么样的目的，只有目的明确，沟通才有意义。不要因为无所事事，就跑到护士站去找护士闲聊。要知道，我们是在治病，而他们是在工作。与其总是旁若无人地去找护士搭讪、闲聊，不如听听耳机里的音乐，或者找本书来看。

要知道，在人与人交流的过程中，不是说得越多，沟通就会越有效。在表述完自己的想法之后，适可而止地倾听，也是沟通的重要技巧之一。

4. 入乡随俗，进入医院就要遵守医院的规则

规则是所有社会活动得以井然有序的必要条件，也是医院管理的重要手段之一。

——题注

遵守入院须知，对自己和他人的生命负责

如果留意，我们就会发现，在很多不同的电视剧里，常听到的一句话就是：人在江湖，身不由己。

为什么会身不由己呢？

为了探寻这句话背后的深刻哲理，笔者曾坐在电视机前做了半个多小时的思想家，最终有所明白：因为说这话者还想在“江湖”上持

之以恒地生活下去。

无论是在这个社会的哪一个角落，我们都要面临着某种法定或者人定的规则。同样，医院作为一个保障人民健康的医疗服务机构，对医护人员的各种医疗行为，包括言谈举止都有着具体的要求与规定，并根据管理需要出台各种规章制度，以便对医护人员的工作程序加以规范和监督。但对患者在住院期间的行为规范，大部分医院只准备了一样东西，那就是住院须知。

各大医院的住院须知都没有统一的标准，条款各不相同，但内容却基本相近。本书附录 I 为一份住院须知，可供大家参考。

住院须知大致分为三大块：

（1）怎样办理出入院手续。

（2）需要遵守的规则。

（3）患者的义务与权利。

有鉴于入院后患者都能读到这三部分内容的相关细则，在此就不一条条地罗列出来了。但是有一点要重点强调，那就是：遵守规定，约束自己。

医院是一个非常特殊的公共场所，如果忽视它的特殊性，一味地追求“自由”，那么这种“自由”很可能会影响到我们自身的健康，甚至会造成一些非常严重的后果。

下面，是笔者见到的两个简短而真实的片段：

片段1：吸烟的“自由”

一阵焦煳味正从病床上的某个角落弥漫开来，正在一脸严肃回答护士问题的某甲，不由得嘴角一个抽搐，抽搐却不敢动。直到护士闻到不对，一把掀开他的被子，才发现是这位“烟神大人”在护士进来的瞬间，把叼在嘴上的烟塞到了被窝里。

于是被褥失火、罚款、警告、听故事。

对，护士会给“烟神”讲一个关于某人因吸烟而引发氧气瓶爆炸的故事，一直讲到某甲的眼前全是飞溅的血肉，嘴里满是血腥怪味，心惊胆战，食不下咽，最后发誓再也不敢抽烟为止。

片段2：离开的“自由”

一个电话，约好了聚会的时间和地点。某乙开始行动，穿好衣服，避开护士，神清气爽地溜出了医院。

两个小时后，某乙被朋友七手八脚地抬回了医院。因为他是一名正在被要求禁食的上消化道出血患者。在与朋友的聚会过程中，他却“很不小心”地吃了点东西，于是，出血、大出血、大出血抢救，最后的结果是，出血性休克导致死亡。

有时，我总是忍不住在想，为什么有些人会如此地漠视自己的生命？究竟是认识不到其中的危害，还是心存侥幸？

自由吗？一个人如果不能拥有健康的身体，又怎么会拥有真正的自由呢？

5. 三种类型的检查需要注意的事项

当我们决定去做某项检查时，请记住，和检查结果同样重要的是向医生询问检查前后的注意事项。

——题注

在医院，“遭遇”身体检查，对我们每个人而言，应该说是非常普遍的。毕竟，当今的医疗科技如此发达，既然能够使用各种先进的仪器对血液、脏器、骨骼等人体组织进行判断与分析，从而帮助医生在短时间内对疾病作出准确判断，又何乐而不为呢?

但是，等等……

在一切开始之前，我们有必要提前对自己要做的相应的检查项目有一个比较明确的了解与认知。

在医院，常见的检查主要分为三类：化验类、功能类和放射类。

化验类

基本上，只要住进医院，医生就会要求患者完成血、尿、大便这三项常规化验。并且，空腹血糖也正在被越来越多的医生视为必查的化验项目。还有就是肝功能、肾功能、心肌酶、血脂、乙肝五项、丙肝抗体、免疫球蛋白等，也在常见检查项目之列。

（1）检查前要注意：

①是否禁止饮食：向医护人员询问是否可以在抽血前吃饭、喝水。有些项目不需要限制水和食物的摄入，比如血常规、乙肝五项等。但也有些需要严格禁止饮食，比如肝功能、空腹血糖等，医生都会十分明确地要求禁食、禁水。因此，最好认真地按照要求去做，否则会导致化验结果不准，这将直接影响医生对病情的判断与治疗。

②如何留取标本：留取尿液做标本的时候，一定注意不要留取过多，否则容易使尿液洒出尿杯外，污染手指。除非有特殊要求，否则最好留取中段尿。留大便标本时要注意，一定要遮盖好标本，再送到指定地方，避免污染或者被风干。

③给自己勇气：抽血化验，要配合作好抽血前的准备。如果本人晕血或者十分怕疼的话，可让目光避开抽血过程，深吸气，告诉自己没什么，再坚持一会儿就好了。

（2）检查后要注意：

①处理好善后事务。抽完血后，一定要用医用棉签压好针孔，一

般压半分钟，但凝血功能不好的人最好压上3分钟，以免造成皮下淤血或者针眼渗血。

②问清楚什么时候、在什么地方查看化验结果。

功能类

（1）心电图：

①适用范围：各种心脏疾病，确定冠心病的诊断，确定心肌缺血性疾病、隐匿性冠心病的诊断，无原因的晕厥及心律失常的确诊等。

②注意事项：上检查床前脱鞋，并暴露出左右手腕和脚腕。女性患者在做心电图前还要注意松开内衣，因为我们的心脏在左胸部位，因此做心电图需要暴露出上半身，这是检查需要，女性患者不必过于尴尬。

（2）黑白或彩色B超：

①适用范围：主要检查腹部实质性器官及含液性器官，如肝、胆、脾、肾、胰腺、膀胱、前列腺、精囊腺、子宫及其附件和盆腔、腹腔及其他各器官的实质性及囊性占位性病变等。

②注意事项：做肝、胆、胰、脾等腹部B超检查前应保持空腹。所谓空腹就是禁食、禁水、禁药。

注意：检查前一天的晚餐最好吃素，以便能让胆汁充盈得更好。晚上八点后就应该停止进食，这也是为了能减少食物对检查的干扰。

除此以外，在检查前还要注意少说话、少抽烟，以免造成胃肠道气体过多，导致伪像，破坏扫描图像的清晰度，影响检查结果。

做泌尿系统B超检查，特别是输尿管和膀胱B超检查时，应在检查前1～2小时，饮温水400～600毫升，待膀胱充盈后再检查。如果患者要同时接受消化和泌尿系统的检查，最好检查当日不排晨尿，这样不必喝水即可达到膀胱充盈的目的；同样需要充盈膀胱的还有妇科B超检查，检查前也要喝水、憋尿，因为只有在膀胱充盈的状态下，医生才能看清子宫及其附件等器官。

（3）经颈多普勒检查（TCD）

①适用范围：主要应用于血管性头痛、头晕；脑血管狭窄、闭塞、痉挛、供血不足、畸形、硬化；颅内压升高及颅内循环停止；脑动脉炎；微栓子检测；脑昏迷与死亡；脑血管疾病用药前、后比较。还可以进行脑卒中预报及脑卒中（中风）后脑血流动力学改变及估计预后，以及脑血管功能诊断、功能评估；高血压、高血脂、高血糖、颈椎病患者的预防保健、病理、生理基础研究和功能研究等。

②注意事项：做该项检查的前一天晚上需要洗头，做好清洁，同时禁用啫喱水等化学物品。

（4）脑电图检查：

①适用范围：

a．癫痫及各类发作性疾病。

b．意识障碍的检查：缺氧性脑病、肝性脑病、肾性脑病、肺性脑病、药物中毒、脑出血、脑梗死、糖尿病等。

c．中枢神经系统炎症性疾病：脑炎、脑膜炎、脑脓肿、脱髓鞘性疾病、脑内寄生虫感染，其他少见的感染。

d．神经症、偏头痛、儿童多动症、精神分裂症、强直性肌营养不良等患者。

②注意事项：检查前一天应该洗头清洁，在前三天应禁服镇静药及抗癫痫类药。

（5）电子内镜检查（胃镜、肠镜等）：

① 适用范围：对胃、肠等各部位器官进行镜下直观检查，尤其是对早期胃癌、血管病变及其他微小疾病诊断更有价值。除检查外，还可以直接在内镜下进行某些治疗。

② 注意事项：在做电子胃镜检查前一天的晚饭后禁食（一般禁食须10小时以上），如有假牙，应该在检查前取下，然后解开衣领，松开裤带，尽可能放松精神，努力配合医生。检查后2小时可饮温凉流质、半流质食品。检查后1～2小时可能会出现咽部不适，对此不用紧张，但如果出现呕血、便血、腹痛等状况，则应该做进一步的复诊检查。在做电子肠镜检查的前一日，不要吃富含纤维的蔬果，检查当日要禁食，检查前认真听取医生介绍检查的过程，积极配合医生进行肠道清洁。检查后休息1天，如有剧烈的腹痛、腹胀、便血等情况发生，应立即去医院急诊。

放射类

（1）X线透视：主要用于胃肠道造影检查、介入放射学、骨折及脱位的复位检查，也可用于群体普查及手术前检查，但其图像颗粒较粗糙，分辨率较差。

（2）造影：利用各种造影剂与人体对X线吸收密度对比差进行图

像比较，用于胃肠、胆道、泌尿道、心血管系统疾病的检查，其中胃肠道、心血管系统造影是其他影像技术所难以代替的。

（3）螺旋CT检查：利用X线束对人体某部一定厚度的层面进行扫描，接受的信息经计算机处理后，获得重建的图像，并且能通过增强扫描、各类三维重建及血管成像，明显提高诊断正确率。

（4）核磁共振成像（MRI）检查：是以磁场值标记人体内共振核的位置，再通过原子核对外界磁力的反映来测取人体化学信息的一种全新方法，是目前最先进的无创伤影像检查方法。检查范围基本覆盖了全身，尤其在颅内、椎管及脊髓、心脏与大血管的疾病诊断方面明显优于CT，可以清楚地显示脑灰质与白质、脊髓与椎间盘；它无骨性伪影，对脑干及后颅窝等神经系统病变显示更有优越之处，但对颅内急性出血（0~3天）、肺部病变及骨骼组织病变的观察则不如CT。

（5）介入检查：这是从20世纪70年代开始迅速开展起来的热门学科，几乎可以应用于人体各个部位及各种疾病，真正达到“无孔不入，无孔也可入”的微创治疗技术。包括：经导管栓塞术、血管成形术、药物灌注、血管内采样、腔道狭窄扩张、穿刺引流及抽吸硬化、胆道及泌尿道结石穿刺取石、椎间盘吸切及胶原酶治疗等。

放射类检查的注意事项：由于造影、钡餐类在检查前对患者都有十分具体的要求，因此，每位患者在检查前都应该仔细阅读、记住和做好检查前的各种准备。

做磁共振成像检查时要注意：带有神经刺激器、心脏起搏器、人工心脏金属瓣膜、体内有金属或磁性物植入史或者早期妊娠的患者不能进行此项检查，以免发生意外。

做各部位CT增强扫描及腹部平扫检查的患者，检查前至少要禁食4小时，且前一周内不能作钡餐检查。

还要注意带上已做过的一些检查结果，例如X线片、同位素扫描、超声波、肝功能检查、甲胎蛋白检验以及曾经做过的CT检查、磁共振成像检查的片子及报告等，以便进行参考，为诊断提供参考。

6. 先问清三个问题，做必要的检查

检查前要权衡得失，搞清状况，因为医生随时都可能会对患者的检查和治疗进行推翻和修订。

——题注

聪明就医，做那些最有效的检查

正如我们在前一节所提到的那样，因为有了名目繁多的各种高科技检查设备的支持，医生往往能在很短的时间内，有根有据地为患者作出基本准确的医疗诊断。这是医学的进步，更是现代人的幸运。然而，任何事物都有其不可避免的两面性。不适当地滥用检查，不但是在浪费医疗资源，同时也是在浪费金钱与时间。何况，有些检查不但

需要我们忍受身体的不适，还需要我们面对放射线的污染与损害。

因此，当医生建议我们去做某项检查的时候，不要盲目听从。是否真的要做这项检查，应该先要搞清这样3个问题：

（1）为什么要做这项检查?

（2）一定要做吗?

（3）它是否会给自己带来某些不良后果?

为什么要做这项检查？事实上，不用我们主动问这个问题，通常情况下，医生在为我们开具某项检查预约单之前，就会告诉你一个大致的原因，例如，“你需要做个腰椎CT检查，我必须了解你目前第4和第5腰椎椎间盘的情况，然后才能决定使用哪种治疗方法会更适合、更有效。”

基本上，我们在听完医生的解析之后，都会唯命是从：“好的，我现在就去。”

但是，你确定自己真的搞清楚了吗？或者，你还应该这么问：“医生，你确定我的腿痛是因为椎间盘突出引起的吗？”

“查体的情况令我怀疑有这种可能，所以才需要你做个CT检查，以进一步明确。”

“CT检查能看清吗，还有没有别的检查方法？”

“大部分情况下，做CT检查就可以了。”

以上这些对话，就是我们在求证第二个问题：一定要做吗？

注意，这位医生的话里有一个不确定因素，他说的是：“大部分情况下。”这意味着什么呢？意味着还有一小部分情况。出于谨慎，我们可以进一步求证这项检查的必要性。当然，求证的渠道多种多样，除了继续询问自己的主治医生以外，还可以去找其他医生再求证。毕竟，每位医生都会有自己的诊疗习惯和对疾病、设备、药物的主观认知。有条件的话，我们可以打电话咨询做医生的朋友，也可以找其他医院的专家问问。

问与不问是不一样的。

很可能，你的医生朋友会这样告诉你："要了解椎间盘的情况，做CT检查固然是一种可以采用的检查方法，但我建议你最好做磁共振成像检查，因为它对我们身体组织密度的分辨率比较高，能分辨正常的纤维环与髓核，并且能显示椎间盘突出的方向与程度，明确椎间盘有无变性，在这方面它要优于CT检查。"

"有没有可能，做完CT检查之后，还要再做磁共振成像检查？"

"有这种可能。如果你的腰部受过外伤，就需要做磁共振成像检查来观察颈椎后纵韧带的钙化情况，它可以直接显示骨刺及后纵韧带钙化的脊髓压迫情况。"

问清之后，再转回来找自己的主治医生商量："医生，我考虑了一下，如果一定需要检查，你看做磁共振成像检查会不会比做CT检查看得更清楚一些？"

"是的，不过做磁共振成像检查要比做CT检查贵。"

"贵就贵吧，反正不想来回折腾。"

"那么，目前你体内有没有装什么金属物？如装有心脏起搏器之类的，就不能做磁共振成像检查。"

"我没有。"

"好的，那么请等一下，我重新给你开张检查预约单。"

第二个问题解决了。现在可以拿着检查预约单走了吗?

等等，还有一个问题。

“那么，做磁共振成像检查，对我的身体会不会有什么不良影响呢？”

“放心，磁共振成像检查对人体是安全的。”

“谢谢你，医生。”

现在可以去做检查了吗?

当然，还等什么呢?

7. 就医过程中需要明白四大问题

梦游不是问题，问题是，在什么情况下梦游。

——题注

我们住院治疗和在门诊治疗，过程虽然会有所不同，但在一些大的需要注意的问题上却是基本相同的。可奇怪的是，大部分患者在门诊治疗时，对自己的用药、检查以及需要注意什么等情况往往都能做到了解详细、清楚明白，而大部分的住院患者却在自己的整个治疗过程中，习惯处于一种懵懂不清、一问三不知的就医状态。

究其原因，可能是因为在门诊治疗，患者必须亲自去做各种化验检查，取各种检查结果，包括去药房取药，再去治疗间找护士输液，这些过程都需要患者亲力亲为，所以会对自己整个就医情况比较清楚。而一旦住进医院，患者就会对终日围绕在自己身边的医护人员有了心理依赖，加上不用自己取药，不用自己拿检查结果……几乎所有的事情都由护士完成，结果，反倒缩小了患者的知情范围与知情渠道。

于是，我们在看望某位正在住院的朋友时，经常会出现这样的对答：

“今天怎么样，好点了没？”

“还那样，一天输好几瓶，白的白，黄的黄，也不知道是些什么玩意，液体一输就是一天，都快躺成床上的木乃伊了。”朋友苦笑着脸，指指旁边还在继续滴注的那瓶液体。

“你不是吧？都住了7天医院，还不知道自己用的是什么药？”

“医生、护士都跟我说过，可我没记住嘛，其实无所谓啦，反正就这100多斤的肉放这儿了，由他们折腾去。”

“说什么呢你，身体可是自己的呀。对了，你最近有没有化验血脂，结果怎么样？”

“前天抽了一回血，也不知道是不是化验血脂的，至于结果，呃，没听说。”

“……”

看来，这位纯粹是把住院当梦游了。

现在，还是让我们来仔细看看，在住院期间，自己应该要了解和注意哪些与治疗有关的项目：

治疗期间的饮食要求

有些疾病对饮食的要求较为严格，比如糖尿病、肾病、消化道出血、腹泻等，它们对饮食的要求都各不相同，不经医生的许可，患者和家属不能随意改变饮食种类。而一些普通患者，则对食物没有过多的讲究与忌口。

我们在疾病治疗过程中，往往会因治疗的需要而采用不同的烹调方法来改变食物，并通过增加或者减少饮食来调整某些营养的摄入，这种饮食通常叫做治疗饮食。比如产妇及一些慢性消耗性疾病的患者，就需要供给高热量、高蛋白饮食；胃、十二指肠溃疡患者要禁食有刺激性和增加胃酸分泌的饮食；高血脂患者要限制脂肪饮食等。

下面，是一些临床上常用的饮食种类：

（1）普食与软食：普食是指与正常人相同的普通饮食，是一般住院患者的主要饮食种类。主要适用于住院患者中那些无特殊饮食限制、消化功能正常，疾病处于恢复期、不发热的患者。软食是指那些细软、易消化、无刺激性、不易引起胀气、含纤维少的食物。软食的主食有软米饭、面条、馒头、包子、饺子、馄饨等。副食可为蛋类、鸡鸭鱼肉类、豆制品及含纤维少的蔬菜，做时要切碎煮烂，忌用油炸和强刺激性调味品。软食主要用于消化不良、疾病恢复期或咀嚼困难的患者，伤寒、痢疾、急性肠炎等恢复期患者，肛门、结肠、直肠等术后患者和老年患者。

（2）半流质与流质饮食：半流质饮食是以半流体食物为主的饮食，易于吞咽和消化。其主食主要有稠粥、烂碎的面条、牛奶、蛋羹等；副食可用菜泥、肉泥、软丸子等。切记不要食用烙饼、煎炸、含纤维多的蔬菜以及刺激性大的食物。半流质饮食要注意补充维生素，每日5餐较为适宜。主要适用于发烧、体弱的患者，消化道疾病如腹泻、消化不良、伤寒、痢疾等患者，口腔疾病、耳鼻喉科患者，外科手术后的患者和咀嚼、吞咽有困难的患者等。流质饮食是指全流体食物，具有极易吞咽和消化的特点。适用于高热、急性传染病患者，病重体弱和胃肠道或其他大手术前后的患者，口腔、食管疾病和各种原因引起的咀嚼、吞咽困难的患者。流食要少量多餐，每餐300毫升左右，每日6餐较为适宜；也可以根据病情和医生的要求决定。但是要注意，流食的热能较低，不适合长期食用。

（3）特别饮食：是指根据病情需要，由医生特别选定的饮食。其中包括给予补充和限制含某种营养素的食品，常用的有高钙与低钙饮食、高钾与低钾饮食、高钠与低钠饮食、高磷与低磷饮食、高铁饮食以及高蛋白与低蛋白饮食等。

病情突然出现变化怎么办

在住院期间，每位患者都有自己固定的主管医生和责任护士，他们承担着为患者提供主要诊治服务的工作。因此，当病情出现变化时，可以直接向他们反映。到了晚上，则可以向值班的医生、护士反映。

医生的治疗意图和目标要了解

每天，主管医生都会例行查房，为患者做体检，解释病情，同时会告知患者所做的各项检查的结果，这个时候如果有什么问题要及时提出，并认真记录相关的检查结果。医生在为患者制订治疗方案的同时，会告知患者将对他使用什么药物，为什么要用这些药，它的功能和不良反应是什么，患者一定要认真倾听、仔细记录、牢记于心。在上级医师查房和责任护士为患者作卫生宣教时，要认真询问一些自己关心但又有些难以理解的事情，清楚地了解医生的治疗意图与治疗目标。

不满意时找谁维权、投诉

如果在住院治疗过程中对某事或者某人的行为难以理解，心生不满，可以向科主任、科护士长投诉；如果他们没有解决，或者不能给我们一个可以接受的解释与处理，可以直接找医务处进行投诉；与医德医风有关的事情可以找负责行风评议的科室与部门反映。如果依旧无法得到满意答复，可以向医院的上级部门投诉。

当然，你也可以先打投诉电话，讲明情况，等待医院有关部门进一步的取证和处理意见。至于处理投诉纠纷的电话号码，它是院务公开中非常重要的一部分，会被公布在医院的公示栏里，很容易找到。

8. 医患纠纷，避免不了时该如何面对

患者在就医上的态度越认真、越重视，医生在治病上的态度也就会越规范、越谨慎。

——题注

在医患关系中，存在着很多难以归纳的情感“元素”，有依赖也有疑惑，有信任也有碰撞，他们是为了治愈疾病这一共同的目标而结成了临时合作的“同盟”，在整个就医过程中，拥有共同的利益点。

但是也不可否认，这种“同盟”关系会随时因为某些碰撞和纠纷的出现而迅速解体，导致治疗随之搁浅。因此，怎样正确地建立这种合作关系，才能避免纠纷、解决纠纷，这对双方而言，无疑都是一个需要认真思考的问题。

制订科学合理的就医目标

在医院这一特定环境下，所有的诊疗技术始终都是相对的，这就决定了医患双方对医疗效果的期望值很可能会有所不同。因此，要想避免可能出现的纠纷，患者应该主动坦率地告诉医生，这次住院自己想要达到一个什么样的治疗效果，希望用于住院治疗的时间大约是多久，我们的经济状况如何，能否接受一些昂贵的检查和治疗等。这些都应该讲清楚，以便医生能够根据我们的现状与要求，合理检查和施治。同时，患者也要认真询问医生，请医生告诉自己，目前的病情到底如何，准备经过什么样的治疗，可以达到什么样的治疗效果。

比如，有这样一位髂外静脉血栓的患者，他与医生的交流最多也就5分钟，但却能达到了良好的沟通效果：

患者：医生，我的右腿这边疼了快1个月了，到别的医院做了个B超检查，说是髂外侧有静脉血栓，他们没什么好办法，让我到你们这里来，说只有你们医院有专门的周围血管科。

医生：请先将您在外院做的B超检查单拿给我看看。

患者将检查单递上，等医生看完后，问："我的这个病，情况怎么样，是需要手术还是做别的治疗？"

"您的这个情况，要做进一步的详细检查，根据血栓形成的具体情况再定。如果血栓严重，不排除手术治疗。但目前，我会首先考虑做抗凝治疗。"医生的回答很明确。

"那么，如果是做抗凝治疗的话，需要我住院多长时间？"

“2～3周。”

“能不能痊愈？”

“痊愈？抗凝治疗的作用不是溶栓，而是为了防止和减少你体内的血管再出现更多的血栓。经过治疗，虽然能达到消肿止痛的效果，但不能让你现有的血栓消失。”

“这样啊，再没有别的好办法了吗？”

“目前最重要的是抗凝，如果需要手术，我会再找您谈的。”

以上对话，是患者和医生之间从不统一的治疗目标走向统一的重要过程。

如果医生认为根据患者目前的疾病情况，治疗效果可能无法达到患者的要求，他一定会向患者坦言，讲清原因，让患者对自己的病情有一个充分的认识，同时要给患者思考的空间，让患者自己考虑是否转院。因此，患者要学会倾听医生的专业意见，以便为自己制订一个科学合理的就医目标。

积极主动与医生沟通，减少隐患

如果患者在诊治过程中有疑问、有不安、有顾虑，一定要对医生说出来，要衡量各种各样的可能性，主动了解和参与疾病的防治与康复，与医生加强沟通。为避免将来不必要的医疗纠纷，患者或者家属一定要在思想上引起重视，可以反复地询问和表达自己的想法。与医生磨合式的沟通，不但可引起对方的关注，还能在一定程度上提高医生的警觉性和责任心。

患者在就医上的态度越认真、越重视，医生在治病上的态度也就会越规范、越谨慎。

说到底，态度是可以相互影响的。当然，在整个医疗过程中是否会出现纠纷，更大的因素来自医生，毕竟，治疗疾病的技术掌握在医生手中。

逼不得已时，以法维权

在一些特殊情况下，有不少患者或者患者家属出于各种原因和目的，会对医生提出一些要求，或者对医生的一些做法持反对意见。他们为了能“迫使”医生就范，从而与自己的想法达到“统一”，往往会错误地使用一些“外交手腕”：

炫耀权势

“医生，我最近晚上睡不好，出院前想开上一瓶地西泮（安定片）带走。”这是患者的要求。

“一瓶地西泮？对不起，按规定，开地西泮不能超过3天的量。其实，我倒建议你喝些中成药调养一下，不要依赖安眠药。”

“3天的量怎么够，你不知道吗？你们院长可是我亲侄子，难道这么小的事情，还要让他来出面？”

分析：炫耀权势往往会让人心生反感，何况有很多医疗原则上的问题，因为关系人命，往往是连权势也无法左右的。最终，可能依旧会被医生拒绝，搞得医患双方心里都不舒服。

建议：不要强迫医生开药，最好是先说清自己不适的状况，然后再询问医生，解决自己目前的不适，吃什么药更合适。这不仅是对医生的尊重，也是对自己健康的一种负责。

涉黑后台

患者："这件事如果解决不好，后果可不是你们能负担的。"

医生："事情我们会进一步调查、核实，请留下您的电话，我们会尽快给您回复。"

患者："告诉你，我可认识好几个道上的老大，这些人可都是混江湖的，什么事儿没干过？"

医生"……"

分析：因为职业本身的特殊性，医疗机构自身都具有较为规范严格的规章制度和投诉机制，即便使用暴力或者威胁，最终，我们所得到的结果，也往往和正常渠道所取得的结果没有什么两样。

建议：解决问题的办法有很多，以真诚的态度，实事求是地面对问题，远比迷恋权势和暴力更具远见。当纠纷不可避免时，患者可以通过院内投诉机制解决问题，也可以向法院提请诉讼，但是在此之前，要注意收集所有对自己有利的证据资料，比如证人、相关资料、原始病历复印件等，然后按法定渠道进行。虽然有些麻烦，却能使我们得到应有的保护和赔偿。

相信每一位患者在走进医院前，都没有，或者很少会考虑到医疗纠纷等方面的问题。如果疾病能够得到有效治疗，当然皆大欢喜，但由于疾病的复杂性和医疗服务的特殊性，事与愿违的事情也不是不会发生的。

作为患者一方，要想避免因自身原因而造成的医疗纠纷，首先，不要对自身疾病的疗效期望过高，超出现实范围；其次，要以对自己负责的态度进行就医行为，注意听取医生的劝告，不要一意孤行，不肯执行医疗护理措施。

最后，建议朋友们有空也了解一下相关的法律知识，比如2010年7月1日开始实施的《侵权责任法》等，做到心里有数，遇事不慌。

9. 手术前，最需要谨慎对待的治疗方案

不要迷信手术，手术永远都是一个万不得已的被动选择。

——题注

现代医学在科学技术的催化下，无论是普通外科手术还是镜下微创手术，都可谓发展迅速。不可否认，手术作为一种应用成熟、效果明确的治疗手段，在临床医学领域始终发挥着举足轻重的作用。然而，无论它造成的伤口有多么微小，无论它的技术有多么成熟，都可能会引起各种各样的并发症，没有任何一种手术是安全无害的。术后的人体低热现象，就直接说明了手术会对人体造成怎样的机械性破坏。然而，现代人对手术的疗效有时实在是太过相信与依赖，在考虑治疗方案时，总会优先选择手术治疗，而往往无视或者忽略手术本身

所带来的种种危险性以及并发症的威胁。

决定手术前，先对手术的必要性作最后的确定

从自己的主治医生那里详细了解和分析自己目前病情的状况，将所有可用的治疗方案拿出来进行再一次的对比，确定自己清楚以下几个问题：

（1）手术能解决什么样的问题。也就是说，手术的目的何在，是为了明确诊断，是一般的切除病变组织的根治手术？还是那种因条件限制不能根治，只能减轻症状的姑息性手术？

（2）评估手术的风险系数。我在前面已经提到过，手术和麻醉都是有创伤的，并且，手术是否成功，不仅要看主刀医生本人的专业技术水平，还要看患者的手术部位、个体差异情况和手术时的一些特定条件等不确定因素。也就是说，这个时候要权衡一下手术的利弊得失。

（3）术后可能出现的问题。伤口感染是每位手术患者都可能会遇到的第一隐患，但是，比感染更麻烦的则是因脂肪液化而导致手术伤口难以愈合，而比伤口难愈合更危险的则是肺栓塞、术后大出血和血液凝集障碍。这些问题都要一并考虑，作好术前的各项准备工作，比如术前使用抗生素、关注血糖及凝血机制等情况。

在了解清楚以上三点之后，如果你决定手术，那么，下面是第二个建议。

科学、合理地选择手术时间

手术的分类方法很多，按病情的缓急，有以下几种：

（1）择期手术。实施手术的时间可以从容安排，早些、晚些都不会影响手术效果。

（2）限期手术。这种手术的具体实施时间虽然可以选择，但不能过久延迟。

（3）急症手术。需在最短的时间内迅速完成的手术。

首先，除非是急症手术，否则，应该从主治医生那里了解更多的手术意见，合理安排手术日期，女性还要注意避开可能的月经期，有营养不良、高血压、糖尿病或心、肺、肝、肾功能不良的患者，应该首先在术前进行治疗，当身体情况达到一定的手术标准后，再择期进行手术。

其次，还有些特殊人群和特殊疾病对手术时间有具体要求，以唇裂为例，一般小儿在出生后3～10个月施行唇裂矫正术最好，因为这个时候的婴儿对外界环境已经适应，局部组织结构清晰而且弹性好，为手术提供了有利条件。若是等到周岁以后再进行手术，唇部组织开始萎缩、畸形，就不易矫正了。还有舌系带过短、先天性斜颈等都属于此类情况。

患者或患者家属一旦定好手术时间，在手术前1周，就要开始有计划地安排自己的工作和生活，最好于手术前3天入院，以便加强与医护人员的沟通，适应环境，作好心理准备。

按部就班地作好术前准备

除了作好心理准备之外，还要配合医生做好术前的各项化验检查，检查心、肺、肝、肾功能，各种皮试，测定出凝血时间、血型和配血。术前要做的还有很多，如理发、沐浴、更换内衣内裤，配合备皮，同时严格遵照医生的要求，禁食、禁水，防止麻醉后的呕吐引起误吸或窒息。

手术后的状况事先了解清楚

中、大型手术后的24小时内，手术部位的创伤疼痛最为剧烈，因此要保证得到安静的休息，避免用力活动，实在疼得厉害也不要强忍，告诉医生自己的感觉，医生会考虑使用止痛药物帮助患者减轻疼痛。

术后还会有一些轻度的发热，但正常情况下不会超过38℃，在3～5日内就会恢复正常。因为麻醉的作用，会有恶心、呕吐的情况发生，但药效消失后就可以得到缓解。有严重腹胀者，可应用持续性胃肠减压。腹部手术尤其是胃肠道手术后需禁食，直到有排气出现，表明胃肠道功能恢复后，才能按照医嘱从进食少量流食开始，逐渐恢复成普通饮食。术后一定要注意自己身体的反应，比如突然出现胸闷、大汗淋漓，有可能是出现了肺栓塞。这时，我们一定要立刻呼救，按床头呼叫器，或者让家属、同床病友将情况迅速告知医生，以便能得到及时救治。

术后还可能出现一些并发症，常见的有心血管意外、肺膨胀不全和肺部感染（如坠积性肺炎）、胃肠道并发症（如应激性溃疡）、泌尿系统并发症（如尿潴留）以及切口并发症（如切口感染、切口裂开）等。

在这里建议患者在手术前了解以上这些，其实就是想告诉朋友们一句话：手术有风险，想做须谨慎。

10. 三分治七分养，出院后的康复治疗

康复，是人类寻求高质量生活的一种更加主动、更为高级、更需纵深的医疗行为。

——题注

每个人都知道，治病救人是身为一名医生所不可推卸的责任。但能否救治成功，却需要医生和我们来共同完成。注意，以上认知仅限于医院。在走出医院之后，对我们的生命与健康唯一能担当起责任的人，将只有我们自己。

可问题是，治病的过程对很多慢性疾病患者而言，从来都不是一个几秒钟就可以完成的广告，它更像一部电视连续剧。而医院，只是治疗之路上的一个起点，一个重要的标志性场景而已。

可以说，家也是我们治疗疾病的十分重要场所之一。

毕竟，无论是医院还是医生，为我们提供的仅仅只是一把钥匙、一些方法，我们的身体状况能否真正康复，达到预期的效果，这要看我们回到家后，能否持之以恒地认真执行医生的嘱咐和要求。

这一节，我们将要谈论的主要话题叫做康复。首先需要说明的是，这里所指的康复不等于病后痊愈。

康复，香港称作复康，而在台湾，称为“复健”，在内地仍叫做康复。它主要是指患者因伤病引起健康水平的下降，虽经积极的治疗处理，仍然形成了某种程度的残疾或功能障碍，由此导致健康水平无法回到病前水平的情况，也就是说，通过康复的努力，患者的肢体功能能够有所好转，但却达不到100%的恢复。

作为20世纪中期出现的一个新概念，康复医学很快就得到了重视与发展。它是一门通过科学的、有计划的运动施治，帮助消除和减轻人体因疾病引起的某些功能障碍，弥补和重建某些缺失的功能，并能改善和提高人体各方面功能的新兴学科，是对功能障碍进行预防、诊断、评估、治疗、训练和处理的一门医学学科。

那么，我们在什么情况下才需要康复?

下面，以中风为例讲讲康复的意义。

所谓中风，就是脑卒中，是中医对急性脑血管疾病的统称。在1984—2004年的20年间，我国缺血性脑卒中的发病率在以每年9个百分点的速度递增，幸运的是，其中有很大一部分患者经过抢救而挣脱了死亡之手。但是，这些患者中也有很大一部分人会因为这一场劫难而出现譬如肢体偏瘫、言语不清、感觉障碍等问题，令患者饱受痛苦，生活无法自理，为个人、家庭和社会带来了巨大的损失与阴霾。

看着一个鲜活的生命从此沉寂在病榻上，肢体僵硬、口齿不清、目光空洞，我们在心生怜悯的同时，还能做一件更有意义的事情，那就是告诉他："不要放弃！我们还有康复，还能通过它来改善现状，改变我们眼下的遭遇。"

是的，只要建立起这样的信心，我们就有可能做到任何事。事实上，要做的事并不复杂。

树立积极进取的意识，主动询问医生与中风后康复有关的一切信息，并按照要求持之以恒地去做。这些信息包括：

目前的身体状况是否能够通过康复得到改善

只要有0.00001%的恢复概率，都不要放弃。有句话说得很对：态度决定一切。如果我们努力，可能有所收获；但如果不努力，则连收获的可能也不会有。不甘于现状，就要有改变现状的勇气。

如何才能得到正确的康复指导

要想获得正确的康复知识，以便指导自己的康复行为，一般有两种途径：

一是专业书籍。此类书籍目前不是很多，但是可以到各大书店转一转。毕竟，康复医学与技术这个话题，因为与人的病后生活质量息息相关，正在日益成为医学界的关注重点。

二是专业康复治疗师。目前，国内各大医院的康复治疗师都必须经过专业考试，才能持证上岗。他们具备较为规范的康复知识和康复方法，只要方法正确、治疗及时、持之以恒，通过康复，可以大大减轻患者的某些功能缺失，并最大限度地恢复患者的生活自理能力和工作能力。但很多康复治疗需要一些特制器材，初次使用时，怎样正确把控、如何坚持等问题，都需要专业康复治疗师的仔细解析与教授。因此，如果我们希望实施康复治疗，最好在医院内的康复室里完成。

中风患者怎样在家里进行基础的康复治疗

康复的过程相对漫长，很多人在出院后，都想寻求家庭康复，但康复治疗最好还是在医院进行。在家庭中独立进行康复治疗有一定的医疗风险。

如果实在是因具体情况所限，无法正常就医，不能在医院实施康复，那么请准备在家里进行基本康复行为的患者和家属，一定要认真求教医院康复师，熟练掌握各种康复手法，并时刻注意康复过程中的医疗安全，如有不适，立刻停止。

由于不同的疾病会有不同的状况和不同的对应康复措施，在这里，鉴于中风的高发病率，着重介绍一些中风患者最基础的康复治疗（器械等康复必须在医院进行），希望给予需要的人以一定的帮助，同时，也能使不了解康复治疗的读者朋友们对它有一个更加具体的认识。

（1）按摩患肢：按摩疗法能有效地调节中枢神经系统的兴奋抑制过程，促进患肢局部血液和淋巴循环，从而防止和减轻肌肉、骨骼因为长期不运动而出现的萎缩与变形。

患肢应处于功能位置。人体各关节、肌肉的放置体位大致有两种：一种叫做休息位，另一种叫做功能位。休息位是指在完全放松状态下的体位，而功能位则是指能使某部位的关节与肌肉发挥最大功能的体位。比如手的功能位是手握茶杯的姿势，手骨折的患者会被固定成这种体位。

除了保持患肢的功能位，还要注意不要让肢体关节发生扭转、弯曲，并要防止关节挛缩。

按摩前当然要先洗手、剪指甲，然后将滑石粉（药店应该都能买到）涂抹到需要按摩的皮肤上再进行按摩。对痉挛性瘫痪（肌肉紧张）的手法要轻，使其放松，以便降低中枢神经系统的兴奋性；对软瘫（肌肉松软）的手法，则宜深而重，以刺激神经活动过程的兴奋性。

按摩的时间一般是一日2次，每次半个小时。常用的手法有3种：

一是摩。手的掌部或指腹在患部顺着末梢向心脏的方向轻轻抚摩，这样可以帮助静脉血与淋巴液的回流。

二是擦。用手掌、大小鱼际、掌根或指腹在皮肤上摩挲，方向不定，用力要大而且均匀，动作连贯，能使局部皮肤发热，从而丰富皮肤和皮下组织的血运，改善营养。

三是揉捏。用手指或者手掌做相对的不断用力的旋转，使肌肉韧带营养得到改善。

（2）被动运动：主要作用是促进患肢的血液循环，维持关节韧带的活力，减少肌肉出现痉挛。主要手法是把握好患肢，然后进行各关节方向的被动活动。顺序为先大关节，再小关节，运动的幅度也要从小到大。这样每天坚持做2次，每次半小时。

（3）主动运动：主动运动能够提高中枢神经系统的紧张度，活跃各系统的生理功能，预防并发症。但是要注意的是，主动运动一定要循序渐进，持之以恒，不能操之过急；由于中风导致患者肢体功能活动不良，使部分关节和肌肉处于废用状态，出现诸如关节强直、肌肉萎缩等情况，因此大多数患者都没有积极活动的意识，家属和朋友一定要晓以利害，督促和协助患者进行康复锻炼。这种锻炼要从单个关节开始，再慢慢移向多个关节。在进行坐、站、走、蹲的功能训练时，家属要站在患者的患侧进行协助。

（4）语言康复：中风后会有一部分患者出现失语状态，要对他们进行口语训练和书面语言训练，训练患者用自己的喉部发出“啊啊”的声音，也可以用咳嗽或用嘴吹气来诱导患者跟随他人进行发音，说出字和词。这个过程要从易到难，由短到长。内容上应该结合患者自己的兴趣，比如他喜欢NBA，那就教他念喜爱的球星的名字；热爱文学，就从念四大名著的书名开始。此外，让患者多看电视、听广播，尽量给他听觉和视觉上的刺激。

（5）饮食调养：中风患者应该多吃新鲜蔬菜、水果，以及富含蛋白质的瘦肉、鱼类、乳类和大豆制品等易消化而有营养的食物。动物脂肪，过咸、过甜和辛辣、油腻、刺激性食物也是少吃为妙。

康复过程中如何预防意外的发生

首先，对患者身体状况的科学评估非常重要，包括意识、精神、运动、感觉以及对环境的适应性等。

其次，要预见到一些危险因素。

（1）环境因素。主要是由于室内空间受限，走廊或墙壁缺少扶手，走道上有障碍，地面无防滑措施等因素造成的。

（2）心理因素。主要出现在那些对康复效果寄予厚望的患者身上。这些患者很容易进行盲目、急切的锻炼，部分患者还会做一些高难度的动作，这往往会导致肌肉、韧带和关节的损伤。

（3）语言障碍。由于中风患者容易出现吐字不清或者失语状态，造成沟通障碍，患者还可能无法充分表达康复训练时的自我感受，容易引起肌肉、韧带、关节等处的损伤。

（4）感觉障碍。中风患者可出现不同程度的躯体深、浅感觉的减退或消失，易发生烫伤、压伤，有时韧带、肌肉、关节损伤，患者不易察觉，以致损伤进一步加重。

（5）血压异常。在缺乏监护的情况下进行不正确的运动，很可能会导致病情复发或恶化；老年患者在康复治疗中突然变换体位，会出现症状性直立性低血压，易引发生命危险。

这些仅仅只是常见的容易在康复过程中出现的意外伤害，进行康复的患者和协助康复的医师或者家属，都应该拿出措施，谨慎规避这些危险因素，使患者在安全、科学、有序的状态下进行康复治疗。

怎样才能达到更好的康复效果

在康复之路上，从来没有最好，只有更好。但康复不等于恢复。客观地讲，需要康复的患者很难恢复到生病之前的健康状态，但乐观的心情是我们达到康复“更好”状态的第一把钥匙。

乐观的人，很少自怨自艾；乐观的人，即便头顶上有乌云，他看到的也是乌云上面的阳光。这样的人，有战胜一切的可能。

第二把钥匙，授给那些帮助患者实施康复治疗的人。唯有耐心、细致、专业并且责任心强的人，才能引领患者走向“更好”。

第三把钥匙，其实就握在我们自己的手中，它叫做“坚持”。坚持是剖开困难、获取成功的利刃。

11. 突发公共卫生事件，冷静面对是首位

一个人，如果在迅速扩散的传染疫情面前，知道如何正确应对，那么他挽救的很可能不仅是自己，还有周围无数的人。

——题注

什么叫做突发公共卫生事件?

严谨而学术的解释是：突然发生、造成或者可能造成社会公众健康严重损害的重大传染病疫情、群体性不明原因疾病、重大食物中毒和职业中毒以及其他影响公众健康的事件。

这种事件往往能给人类带来可怕的灾难，以重大传染病疫情为例：

1340年左右，“黑死病”席卷欧洲。这场瘟疫在全世界造成了大

约7500万人死亡。

1918年，在横扫世界的大流感中，有5000万至1亿人丧命。

2003年，非典型肺炎和2009年的甲型H1N1流感的大面积感染与暴发，相信对绝大多数的国人而言，还记忆犹新。

恐慌、无措、秘方、躲藏、空城空巷……

人类有时是如此脆弱，只是被某种看不到的病毒轻轻一击，就能成片地倒下。

由于职业的原因，笔者见过因“非典”被禁足在医院隔离病区的患者，也见过因“甲流”而高热不退的儿童，看着他们那一双双不安而又期待的眼睛，我想，作为一名医护工作者，我或许能为他们做得更多。

于是，便有了今天的这一篇重要的章节。

一个人，在面对突发的公共卫生事件时，应该怎样做才是正确的？请认真阅读下面的内容，因为这个问题，跟每一个人、每一个家庭、每一个国家都息息相关。

面对公共医疗、卫生问题时要掌握的五大要点

（1）重视：地球是圆的，飞机是快的，人是社会的。因此，在这座星球上，没有人能真正躲在桃花源里安身立命。科学家说，一只蝴蝶在巴西轻拍翅膀，可以导致一个月后得克萨斯州的一场龙卷风。同样，远在非洲的一个病毒，往往只需要一张飞机票，就可以在几个小时后在亚洲导致一场瘟疫。受害者不是某一个人，而是你、我、他，

地球上所有的人。

（2）关注疫情的发展情况并清楚它的特殊表现症状：新闻往往是百姓了解疫情及其发展的第一渠道。因此，在疫情发生期间，多关注电视、报纸、网络、广播，总之，关注一切媒体，了解疫情的发生范围、可能的病因以及它主要的或者特殊的病情症状。其中，要重点关注官方给出的措施与解析。

（3）学习并遵守政府与医疗机构为控制该疾病扩散所给出的要求和建议：这一点非常重要，要尽可能地学习和了解预防该传染病的主要方法，不去或者少去人多的公共场合，减少远途旅行，等世界太平了再去游历江湖也不迟。当然，如果研制出了相应的疫苗，只要自身没有禁忌证，最好及时去接种。

（4）一旦发现自己或者周围有人出现疑似症状，要清楚自己可以通过什么渠道正确地联系医疗机构，进行筛查和救助。这一点不但非常重要，而且极为关键。它是防止疫情扩散传播的关键一环。

正确地处理好它，不但能使我们挽救自己和家人，还能挽救我们身边的邻居、同事。

举个例子吧。

某地正在暴发一种呼吸道传染病。

在某月某天的某一刻，路人甲正在办公室里上班，莫名地开始渐渐感觉不适，浑身乏力、疼痛、咳嗽、发热，难道是被传染上了吗？这些症状，跟引起这次疫情的疾病很像，路人甲不觉开始发慌，怎么办？还是快去医院看看吧！

于是路人甲心慌意乱地悄悄溜出办公室，溜出公司，在路边急急忙忙地拦下一辆出租车，上车说了声："去医院。"车就直接冲向了最近的一家医院。

到了医院，他走进门诊大楼挂号，挂内科号，排队，最后见了医生，坐定下来的路人甲可怜地眨巴了一下眼睛，犹豫半晌，方才吐出一句："医生，我想，我可能是感染上了这次暴发的传染病了，我该怎么办啊？"

这个时候，那位医生会是什么表情呢？我很怀疑。

但至少有一点我是可以肯定的，此时，他的内心一定无比纠结。他为什么纠结？或者我们可以自己找找答案。

现在，请大家返回去重读一遍这位路人甲的就医行为，然后告诉我，他是否做错了什么，错了哪几处，为什么？

现在让我们核对一下答案，看看你是否找出了所有的错处。

路人甲在怀疑自己染上传染病之后，其就医的整个过程是完全错误的。错了几处呢？五处。

错误一：离开办公室是错误的。

正确的做法是立刻待在原地，打电话给120急救中心，说明自己身体的不适和主要症状，并说出自己的担心，请求120的帮助。

错误二：不该拦截出租车，当然，更加不能上其他公共交通工具。这样做，很有可能会把疾病传染给其他人。

错误三：不该去最近的医院，而是应该去由政府指定筛查与救治该传染病的医疗机构。

错误四：不该直接奔入医院门诊。在每所医院里都有传染病门诊。应该去那里说明情况，隔离就诊。去普通门诊很可能会将病毒传染给别人。

错误五：不该不做任何防护，既然是呼吸道传染病，那么至少应该戴上口罩，防止传播给他人。

现在，让我们再来看看，只因路人甲这么简单的一个就医过程，需要隔离的都会有哪些人：

家人？那当然。还有呢？公司里的同事？对。那位出租车司机？没错。不要忘了，还有之后所有乘坐过那辆出租车的乘客。下面，还有谁？是的，还有医院门诊里，所有与他有过近距离接触的就医患者和工作人员。

写到这里，我们应该知道那位接诊医生为什么纠结了吧？倒霉的他，就因为这样一个闯进诊室的冒失鬼，也不得不成了被隔离的对象。

可见，一次错误的就医程序，会为社会、为他人，带来多少损失与麻烦！

（5）要具备一个公民应有的社会责任心：无论是在工作中还是生活中，都不要传播那些道听途说的流言，从而加大人们的恐慌心理，制造难以挽回的混乱。同时，要将自己学到的、预防此次传染病的重点知识告诉给身边的家人、朋友和同事，做一个冷静智慧、行为有度、心理稳定的守护者。

重大食物中毒要有急救意识

在突然出现集体中毒事件的时候，作为一名非中毒者，一定要有急救意识。

（1）求救：立刻拨打“120”是第一选择，注意一定要说明状况、地点和联系方法。

（2）通知上级有关部门和领导，组织人员分工协作，共同处理。

（3）催吐：如果怀疑是食物中毒，对那些中毒不久又无明显呕吐者，可以鼓励他们用示指（即食指）或者筷子伸入口中，刺激咽喉，尽可能地吐出胃内容物，或让中毒者大量饮用温开水并反复自行催吐，以减少毒素的吸收。经大量温水催吐后，呕吐物已为较澄清液体时，可适量饮用牛奶以保护胃黏膜。如在呕吐物中发现血性液体，则提示可能出现了消化道或咽部出血，应暂时停止催吐。对已发生上吐下泻症状的中毒者，则要保证他们呼吸道通畅，头偏向一侧，以免将呕吐物误吸入气管。同时要进行心理安慰，避免恐慌。

（4）导泻：如果患者吃下中毒食物的时间较长（超过2小时），而且精神较好，可采用服用泻药的方式，促使有毒食物排出体外。用大黄、番泻叶煎服或用开水冲服，都能达到导泻的目的。

（5）保留食物样本：由于确定中毒物质对治疗来说至关重要，因此，在发生食物中毒后，要保留导致中毒的食物样本，以提供给医院进行检测。如果身边没有食物样本，也可保留患者的呕吐物和排泄物，以方便医生确诊和救治。

（6）中毒后出现的呕吐与腹泻是人体防御功能起作用的一种表

现，它可排出一定数量的致病菌释放的肠毒素，故不要立即用止泻药，如洛哌丁胺等。特别是对有高热、毒血症及黏液脓血便的患者应避免使用，以免加重中毒症状。同时还要注意的是，由于呕吐、腹泻造成体液的大量损失，会引起多种并发症状，直接威胁患者的生命。这时，应大量饮用清水，可以促进致病菌及其产生的肠毒素的排除，减轻中毒症状。

疫苗一定要到正规接种点接种

我们平时在生活中接种疫苗，首先要注意，应该到医疗设施完善的正规接种点去接种，回家后，要多留心自己或者其他接种者有无异常反应，扎针眼处有无异常红肿、溃烂等，如果出现特殊不适，应立刻联系接种点，说明情况，寻求帮助，同时联系其他接种者，询问有无相同反应出现。

如果在注射过程中就出现了预防接种反应，那么不要慌乱，要接受医务人员的安排和抢救。在所有疫苗预防接种点，都储备一定数量的1：1000肾上腺素、地塞米松、阿托品、5%～10%葡萄糖等抢救物资。

水和空气污染时正确的应对方法

首先要看是哪一类污染，如果水质被污染，不要贸然使用和饮用该地域内的水；如果是空气污染，最好戴上可以保护呼吸系统的面罩，没有面罩有口罩也行，然后按照政府有关部门和医疗机构的安排、要求，有序撤离。

水灾、旱灾、火灾、地震、泥石流，应对措施早知道

自然灾害是全人类始终都在致力于减少和防治的重大灾害之一。

无论发生了哪一类自然灾害，我们需要作出正确的第一反应至关重要，那就是团结、有序。

下面，将对常见自然灾害时的主要应对自救方法简述如下：

（1）水灾：

①如果来不及转移，也不必惊慌，可向高处（如结实的楼房顶、大树上）转移，等候救援人员营救。

②为防止洪水涌入屋内，首先要堵住大门下面所有空隙。最好在门槛外侧放上沙袋，沙袋可用麻袋、草袋或布袋、塑料袋，里面塞满沙子、泥土、碎石。如果预料洪水还会上涨，那么底层窗槛外也要堆上沙袋。

③如果洪水不断上涨，应在楼上储备一些食物、饮用水、保暖衣物以及烧开水的用具。

④如果水灾严重，水位不断上涨，就必须自制木筏逃生。任何入水能浮的东西，如床板、箱子以及柜、门板等，都可用来制作木筏。如果一时找不到绳子，可将床单、被单等撕开来代替。

⑤爬上木筏之前，一定要试试木筏能否漂浮。同时，食品、发信号用具（如哨子、手电筒、旗帜、鲜艳的床单）、划桨等是必不可少的。

在离开房屋漂浮之前，要吃些含较多热量的食物，如巧克力、糖、甜糕点等，并喝些热饮料，以增强体力。

⑥在离开家门之前，还要把煤气阀、电源总开关等关掉，时间允许的话，将贵重物品用毛毯卷好，收藏在楼上的柜子里。出门时最好把房门关好，以免家产随水漂流掉。

（2）旱灾：旱灾发生后，每一位公民都有责任和义务，配合与服从当地政府部门的救援行动，无论是打井、运水还是其他工作，都不要只想自己，不顾集体。在旱灾面前，只有做到众志成城，才能一起渡过难关。

（3）地震：地震具有突发性，往往令人措手不及，因此具备一定的知识并且沉着应对，才会挽救自己或者他人的生命。

错误做法：地震开始时，在屋内，试图冲出房屋（这时向外冲，被砸死的可能性极大）。

正确做法：权宜之计是躲在坚固的床或桌下，倘若没有坚实的家具，应站在门口，门框多少有点保护作用。应远离窗户，因为窗玻璃可能被震碎。

错误做法：在室外，靠近楼房、树木、电线杆或高大建筑物（这些都可能倒塌，砸向我们）。

正确做法：要尽可能远离高大建筑物，跑到空地上去。为免地震时失去平衡，应躺在地上。倘若附近没有空地，应该暂时在门口躲避。

错误做法：躲在地窖、隧道或地下通道内（地震产生的碎石瓦砾会填满或堵塞出口，除非它们十分坚固，否则地道等本身也会被震塌陷）。

正确做法：地震时木结构的房子容易倾斜而致使房门打不开，这时就会眼睁睁地把命丢掉。所以，不管出不出门，首先打开房门是明智之举。同时，保护头部也极其重要。在紧急情况下可利用身边的棉坐垫、毛毯、枕头等物盖住头部，以免被砸伤。如果地震发生时正在医院住院，应立刻钻到床下，这样可以防止被头顶上掉下的物品砸伤。

错误做法：地震时，在道路上奔跑、停车于桥上或躲避于桥下（所到之处很可能遇上倒下的招牌、门窗等物，大桥会被震塌而坠落河中）。

正确做法：在山区，远离悬崖陡壁，以免山崩、塌方时伤人。离开大水渠、河堤两岸，这些地方容易发生较大的地滑或塌陷。

在公共场所遇到地震时，里面的人会因惊恐而导致拥挤，这是由于惊恐的人们找不到逃生的出口的缘故。这时需要的是镇静，定下心来寻找出口，不要乱跑乱窜。要立即有秩序地疏散，尽快离开房屋。人员疏散时，要避开高楼房、烟囱、高门脸、女儿墙、高围墙等，更不要在狭窄的胡同中停留。要避开高压电线、变压器，以防电杆或电线震断触电伤人。

（4）火灾：

①火灾初期，应尽快设法扑灭初起之火或设法延缓火势的发展。火灾发生后，烟雾弥漫难以下楼，此时，不要盲目开门，可向门上洒

些冷水进行冷却，以延长火势蔓延时间。同时，应立刻向窗外挂出醒目物件，以示室内有人，也可以大声呼救，便于来人营救。

②火灾发展阶段。在被围困的危险情况下，应尽快设法脱险。如果门窗、通道、楼梯已被烟火封住，确实没有可能向外冲时，可向头部、身上浇些冷水或用湿毛巾、湿被单将头部包好，用湿棉被、湿毯子将身体裹好，再冲出险区。如果浓烟太大，呛得透不过气来，可用口罩或毛巾捂住口鼻，身体尽量贴近地面行进或者爬行，穿过险区。

③当楼梯已被烧断，通道已被堵死时，保持镇静。一方面可以从别的楼梯或室外消防梯走出险区。有些高层楼房设有消防梯，住户应熟悉通向消防梯的通道，着火后可迅速由消防梯的安全门下楼。另一方面住在比较低的楼层可以利用结实的绳索（如果找不到绳索，可将被褥、床单或结实的窗帘布等物撕成条，拧好成绳），拴在牢固的窗框或床架上，然后沿绳缓缓爬下。如果被火困于二楼，可以先向楼外扔一些被褥作垫子，然后攀着窗口或阳台往下跳。这样可以缩短距离，更好地保证人身安全。如果被困于三楼以上，那就千万不要急于往下跳，因距离大，容易造成伤亡。还可以转移到其他比较安全的房间、窗边或阳台上，耐心等待消防人员救援。

（5）泥石流：

住在山脚下或者外出游山旅游者，有遭遇泥石流的危险。如果在我们身边发生泥石流、塌方、滑坡，不要惊慌，赶紧到坚硬的大岩石块下蹲着，因为大岩石块会挡住从山上滚下的碎石，不至于被砸伤。或者躲避在树林密集的地方，因为碎石滚落，遇到树会减速，降低对人的伤害。

此外，就是设法脱离险境。如果不幸受伤，找不到脱离险境的好办法，就要尽量保存体力，首先不要乱动，要将受伤的部位固定下来，以免使骨头错位；其次就是要想法包扎，避免流血过多；然后要快速求援，最实用的方法是用石块敲击能发出声响的物体，向外发出呼救信号，不要哭喊、急躁和盲目行动，这样会大量消耗精力和体力，尽可能控制自己的情绪或闭目休息，等待救援人员的到来。

这一节的内容似乎多了些，但是，有鉴于它的重要性，希望每一位读到这本书的朋友都要认真回顾并且记住这些基本的自救常识，它不但可以帮助你，还很可能会因为你的留心而帮助到其他人。

12. 遗嘱，从容面对生命的最终归宿

人们总想为身后留下和安排些什么，并希望最后的归属，正是自己想要的结果。

——题注

遗嘱的八种形式

生老病死是生命的自然常态，很难想象一个充斥着无数不死“神仙”的星球会是怎样的暮气沉沉、怎样的资源枯竭、怎样的懈怠无为。死亡是生命的归宿，也是对生命价值的最后一次诠释。

因此，每个老人都会遇到这样一个问题：如何才能处理好后事，再安心离开？

遗嘱，必然会是老人首先想到的方法。

现在，让我们先了解一下，遗嘱都有哪几种形式：

当身体状况较为良好时，也就是说，在正常的生活环境中，通常有这样几种方式：

（1）公证遗嘱：由遗嘱人经公证机关办理。

（2）自书遗嘱：由遗嘱人亲笔书写，签名，注明年月日。

如果我们的健康出了问题，在入院后才想到要立遗嘱，可以考虑根据当时的具体情况，选用以下方式之一：

（1）代书遗嘱：应当有两个以上见证人在场见证，由其中一人代书，注明年月日，并由代书人、其他见证人和遗嘱人签名。

（2）录音遗嘱：以录音形式立的遗嘱，应当有两个以上见证人在场见证。

（3）口头遗嘱：遗嘱人在危急情况下，可以立口头遗嘱。口头遗嘱应当有两个以上见证人在场见证。危急情况解除后，遗嘱人能够用书面或者录音形式立遗嘱的，所立的口头遗嘱无效。

注意，如果遗嘱人以不同形式立有数份内容相抵触的遗嘱，其中有公证遗嘱的，以最后所立公证遗嘱为准；没有公证遗嘱的，以最后所立的遗嘱为准。

订立有效的遗嘱

当然，对大多数老人而言，比较常见的遗嘱方式无疑就是自书遗嘱。

那么，这就会同时引出老人们十分关注的另一个问题：如何能让自己的临终交代合法有效，从而实现预期的目的？

现在，就让我们根据国内现行的法律，谈谈这个话题。

所谓遗嘱是指遗嘱人生前在法律允许的范围内，按照法律规定的方式对其遗产或其他事务所作的个人处分，并于遗嘱人死亡时发生效力的法律行为。

自书遗嘱就是老人通过自己书写的方式来订立遗嘱的行为，是法定订立遗嘱的方式之一，并且具有优先性。按照《继承法》及《民法通则》关于民事法律行为的规定，遗嘱只有具备下列实质要件的，才能有效。

（1）立遗嘱人必须具有完全的行为能力，才能够真实地表达自己的意愿，即具有立遗嘱能力，法律规定："无行为能力人或限制行为能力人所立的遗嘱无效。遗嘱人立遗嘱时有行为能力，后来丧失了行为能力，不影响遗嘱的效力。"

（2）遗嘱必须是遗嘱人的真实意思表示，也就是说，遗嘱内容必须与遗嘱人关于处分其遗产的内在真实意志相一致。设立遗嘱不能进行代理。遗嘱的内容必须是遗嘱人的真实意思表示，应由遗嘱人本人亲自作出，不能由他人代理。如是代书遗嘱，也必须由本人在遗嘱上签名，并要有两个以上见证人在场见证。法律规定："遗嘱必须表示遗嘱人的真实意思。受胁迫、欺骗所立的遗嘱无效，伪造的遗嘱无效，遗嘱被篡改的，篡改的内容无效。"

（3）遗嘱内容不得违反社会公德和公共利益，否则遗嘱无效。

（4）遗嘱只能处分遗嘱人的个人合法财产。遗嘱人以遗嘱处分了属于国家、集体或他人所有财产的这部分遗嘱无效。举个例子，丈夫以遗嘱处分了夫妻共有财产，就侵犯了妻子的个人财产所有权。

（5）遗嘱不能取消缺乏劳动能力又没有生活来源的继承人的继承权。

另外，遗嘱在形式上还有一些要求，《继承法》第十七条规定“自书遗嘱由遗嘱人亲笔书写、签名，注明年月日。”

老人只要认真遵循以上要求，自书遗嘱就是有效的。

订立遗嘱的注意事项

下面，我提醒朋友们还要留意以下这些注意事项：

（1）遗嘱只有在紧急情况下，才能采用口头形式，比如因急病入院，在生命垂危之时，没有时间去作立遗嘱的准备工作，这时可以使用口头遗嘱。但是注意，口头遗嘱需要有两个以上的见证人在场见证，身边如果没有家属朋友，医护人员也能作见证。一旦危机解除，遗嘱人的身体状况能够以书面形式或录音形式立遗嘱，那么，之前所立的口头遗嘱将就此失效。

（2）遗嘱是遗嘱人死亡时才发生法律效力的行为。因为遗嘱是遗嘱人生前以遗嘱方式对其死亡后的财产归属问题所作的处分，死亡前还可以变更、撤销。如果医生没有正式宣布患者死亡，那么，遗嘱将不能生效。

（3）如果遗嘱人没有事实死亡，而是在具备相关的法律条件下，经有关利害关系人的申请，由人民法院宣告死亡，那么，他的遗嘱也将发生法律效力，利害关系人可以处分遗嘱当事人的财产。如果在短期内遗嘱人重新出现，那相应的财产可以退还遗嘱人；如果时间较长，例如超过两年以上，以及财产出现了无法退还的情况，则受益人应当对遗嘱人的基本生活在其受益的范围内提供帮助，但法定义务人不受此限。

在遗嘱中，重点需要遗嘱人提供一些准确真实的信息要求：

要求一：遗嘱人本人身份的说明，包括：身份证号码、住所、近亲属情况等。

要求二：本人委托的遗嘱执行人的说明，包括：身份证，授权委托书，住所，指定遗嘱执行人与本人的关系，如有任何利害关系应注明不影响其执行人效力，指定后备执行人，确认的签名包括各种签名字体的示范。

要求三：本人遗嘱法律效力的说明，包括：法律依据、身体状况、精神状况、行为能力，遗嘱人的真实意思表示，未受胁迫、欺骗所立；遗嘱内容要真实、合法，所处分的财产为个人所有，给缺乏劳动能力又没有生活来源的继承人保留了必要的份额；遗嘱人所提供的遗嘱或者遗嘱草稿的形成时间、地点和过程，是自书还是代书，是否本人的真实意愿，有无修改、补充，对遗产的处分是否附有条件；代书人的情况，遗嘱或者遗嘱草稿上的签名、盖章或者手印是否其本人所为。

要求四：遗嘱人本人的财产说明，包括：基准日、房产、存款、股票、汽车、现金、投资、债权等，相关合同、产权证及凭证，以前是否曾以遗嘱或者遗赠抚养协议等方式进行过处分，有无已设立担保、已被查封、扣押等限制所有权的情况。

要求五：遗嘱人本人保险的说明，包括：受益人基本情况、监护人、遗嘱执行人、相关合同单证理赔方法等。

要求六：遗嘱人本人相关事务的执行情况，包括：债权债务、财产分配、个人用品，如汽车、电脑、书籍、信函、照片、给相关人员的信函呈送等。

要求七：遗嘱人以前订立遗嘱的情况，数份遗嘱，而内容有抵触的，以最后的遗嘱为有效的声明。

要求八：签名及日期。

估计有些人看了上面的众多要求，有点头晕，其实写遗嘱也不必面面俱到，作为一个普通的家庭，很少会涉及数目庞大的投资、债券之类的东西。为了能使读者朋友更加直观地了解遗嘱的写法。下面举一个相对简单的例子以作演示：

遗　嘱

遗嘱人：姓名、年龄、民族、户籍所在地（不在户籍所在地的人员可以写现住地址），以及身份证编号。

考虑到我本人年事已高，终有一别，故立此遗嘱，对我所有的财产进行如下安排：

（1）某处归我所有的房产（写明权属证书号及房产地址、面积等详情）遗留给某甲（通常情况下是法定继承人之一）；

（2）将我的汽车（写明权属证书号）遗留给某乙（通常情况下是

法定继承人之一）；

（3）将某银行定期存款人民币七万元遗留给某丙（通常情况下是法定继承人之一）；

（4）将我收藏的名人书法《×××××》赠与我的朋友某丁。

遗嘱委托某戊（身份证号）执行，任何人不得干涉。

本遗嘱一式两份，一份由我收执，一份由委托执行人某戊保存。

自书立遗嘱人：×××

日期：×年×月×日

需要留意的是，自书遗嘱的全文只能由遗嘱人全文亲笔书写，如果老人因身体状况不能书写，就要考虑其他遗嘱形式了。当然，老人如果对自身所留遗嘱的合法性还有疑问的话，可以通过咨询律师来对自书遗嘱进行最后的确认。

毫无疑问，人生要考虑的问题有很多，创造了什么，接受了什么，找到了什么，留下了什么。无论那些是什么，只希望它的归属正是我们想要的结果。

13. 让我们感恩生活，毕竟我们还拥有健康

无论我们在生活中遭遇过什么样的失败与挫折，请试着用快乐感恩的心态来面对生活，因为，我们至少还拥有健康。

——题注

到了最后一个章节，我们该说点什么呢？

还是健康。这是我们想要翻阅这本书的原因。但是，什么才是真正的健康？

让我们在这里，温习一下世界卫生组织对健康的定义：健康是指生理、心理及社会适应三个方面全部良好的一种状况，而不仅仅是指没有生病或者体质健壮。

没错，我们之前主要讲述的是如何关注和应对生理方面出现的各

种问题；如何与医生沟通交流，从而共同合作，治愈疾患；如何正确地处理突发事件、进行自救等问题，却没有真正涉及心理健康。为了弥补这一缺憾，在最后这一节里，我想告诉所有的读者朋友，怎样才能成为一个懂得享受生命、情感愉悦、不时散发人格魅力的人。

牢记十条，做个快乐的人

毫无疑问，在这个世界上有很多东西可以影响我们的心情，以至于获得难以珍贵的快乐。

（1）快乐心经第一句：学会关注眼前。关注眼前正在做的事，无论你是在喝茶、看书还是在与家人、朋友共进晚餐，只要用心做好眼前的事，不要去担心明天或者某些令你烦恼又无能为力的事。

（2）快乐心经第二句：多想想让自己快乐的事。科学家们经过测试证实，我们仅仅只是想象一下曾经快乐有趣的事，就能让我们的体内加快分泌安多芬等让人快乐的激素，同时会降低分泌压力激素。

（3）快乐心经第三句：该睡觉时就睡觉。这是一个竞争激烈的网络信息时代，人们的学习、工作、娱乐方式都有了很大改变，不必说我正在上初中的孩子每天会学到晚上11点，也不必说我自己为了写文章常常通宵达旦，就连我已经退休在家的妈妈，她都能在网上玩“连连看”一玩就是半宿。不得不说，这是一个快要被剥夺了睡眠的时代。所以，我会经常提醒自己和家人，除非万不得已，否则还是要尽可能地安排好时间，养成按时入睡的习惯。要知道，一次质量良好的睡眠，比吃任何一种保健药品，做任何一种保健按摩都更加有益于我们的情绪和健康。

（4）快乐心经第四句：心情愉快，想唱就唱。音乐有非常有效的缓解紧张、缓和情绪的作用，它能刺激产生快乐感觉的那部分大脑，也就是说，当我们引吭高歌时，快乐会随着音乐渗入我们全身的每一个细胞。记忆中，自己的父亲就是这样快乐的一个人，虽然他今年已是76岁高龄，却依旧身轻体健，只要外出去秦岭山中郊游，必然会在山中大声放歌，惊起野鸟一片……

（5）快乐心经第五句：学会拒绝，不要勉强。不要委曲求全地去参加那些没必要，而且自己也不喜欢的活动和娱乐。生活中，我最不能忍受的事有两件：陪人吃饭和打麻将。为此，我推掉过许许多多的饭局，只为了能赢来几小时的独处，或安静地看书，或沉醉地写作，那一刻，就是快乐。

（6）快乐心经第六句：与爱人、孩子、狗一起散步。散步可以放松心境，与家人在一起散步，则能舒缓我们的心情。无论是月下的小巷，还是晚风微拂的城墙边上，一家人，带一条狗，并肩漫步的感觉，非常恬静悠长。是的，我提到了狗，研究表明，家中养有宠物可以明显减轻人类的精神压力。只要条件允许，养宠物对于工作负担过重的人来讲，是个不错的选择。

（7）快乐心经第七句：列张清单给自己。需要注意的是，我一再强调的快乐，并不是遁世的快乐，不是对烦恼事物的逃避。是的，总有那么多的事需要我们面对，而平复纷乱心态最好的办法就是：认真整理自己的思绪，在纸上写下自己必须完成的事，之后每完成一件事，就在清单上画掉一件，这会让我们在有计划的生活之余，感受到生命的充实与成就。

（8）快乐心经第八句：种种蔬菜，做做园艺。新鲜空气和适当活动可以帮助我们的身心减压，并且，清理杂草，亲手种下种子，再亲眼看着种子长出嫩芽、花蕾，有事儿没事儿地浇浇水，剪剪枯枝，最后收获那一盆盆的芳香美丽或者一把把的蔬菜果实，所有这些都能带给我们自豪与成就感。

（9）快乐心经第九句：做一个能够帮助他人的人。我们在帮助他人的过程中，可以让自己更加全面地考虑一些人、一些事。同时，主动地帮助别人可以让自己更加快乐。自愿地帮助他人，哪怕是递上一杯水，捐上一块钱，都能改进我们健康的六个方面：快乐、生活满意度、自信、对生活的支配感、身体健康以及情绪。

（10）快乐心经第十句：拥有信仰，关注心灵。科学家发现，拥有信仰并且积极参加相关活动的人，能更加快乐并且更好地处理危机。信仰，能为我们提供精神上的支持，让我们感受到生命的意义和最终的接纳，让我们更多地关注自身以外的事物，并且对生命、对心灵、对世界都有更加透彻的感悟。

是的，做好这快乐心经里的十句话，对大多数人而言，就已足够。足够让我们正确地面对人生，面对挫折，足够让我们更加快乐地享受人生。

遵循九句养生偈语，度过幸福晚年

讲完了快乐心经里的十句秘诀，我们再来谈谈养生之道，看看人到老年，应该遵循的九句养生偈语。

（1）难得糊涂。这句话告诉我们，在生活中，不如意事，十之八九，因此对有些事不要太在意，往往只有假糊涂，才能成就真潇洒。

（2）知足乐矣。虽然，知足，是一种无为的境界，不断引来很多进取人士的非议，但是不可否认，满足本身就是一种快乐。乐于满足，自得其乐才是养生的王道。

（3）本来无一物，何处惹尘埃。不要计较于一时的得与失，忘记年龄、忘记疾病、忘记怨恨、忘记身份，心静自然凉。

（4）佛在心中。有个贴心的老伴，有处舒心的老宅，有点安心的积蓄，有群知心的老友，有些养心的书籍。

（5）养于杂食。

每日至少要喝一杯牛奶，吃两种水果，主食中最好米饭、面食、杂粮都能涉及，白开水、茶水、果汁、汤每种都不要缺，鱼肉蛋禽和水产品也都要适当摄入，蔬菜注意要多食绿叶菜、豆制品。做到饮食有节制、不挑食。

（6）生命在于运动。貌似这句话人人皆知，已经不需要我再来诠释什么了。

（7）喜怒有度。少一些贪念、少一些劳累与疲惫、少一些悲伤与恼怒、少一些忧愁与不满，喜怒应有分寸，饮食当有节制，少食多餐八分饱。生活需要留有余地，有余地才能进退自如。

（8）童真之趣。多与孩子们在一起，照顾他们的过程，可以感受到生命的勃勃生机，那一刻，自己仿佛也回到了早已远去的童年……

（9）调控有节。饭菜的质量好些、数量少点；蔬菜多些、口味淡点；主食烂些、水果多点；饮食热些、吃得慢点。学会调控生活的温度，正是学会养生的开始。

后记
生命的意义在于来去之间的过程

老实说，当初接下撰写这本书的工作时，内心是颇有一些挣扎的，但一路写下来，却越写越坚定。

不可否认，我们的健康，从来都不缺少医生的指点与帮助。我们的生活，也从来不缺少书籍的陪伴与充实。但回眸林林总总的各类科普读物，却难以找到一本能够指点我们如何到医院正确就医，如何与医护人员良好沟通的辅助类书籍。

不知道是因为我们太过轻视生命的价值，还是太过自信于自身的经验。

希望，这本书可以多多少少地弥补一些这样的缺憾。

回头想想，人生最有价值的经验，应该就是能够与他人共享共知的那一部分。

如果通过这本书，使每一个读到它的人都能了解到过去不曾了解的事情，能够帮助每一个人在困难时作出正确的选择。我想，那将是我今生最大的荣幸。

到了最后，我们总要习惯作一些总结性的回顾，我对这本书的价值总结其实只有一句话：告诉大家，如何才能高效率地从医生那里获得诊疗帮助、摆脱疾病，从而拥有更加健康的身体。

或者有人会这样问我："既然人生的最后依然是生老病死，是不可逃避的失去，那么，这样千方百计地治病、养生，注意这个，留心那个，又有什么意义？"

我想说的是：朋友，其实人生的意义不在于生命最终的那个结局，而在于来到和离去之间的那个过程。

在这个过程中，我们以一己之力，能够为这个社会奉献多大程度的价值；我们的生命，能够为属于自己的时光留下什么样的精彩；我们的岁月，能够为自己的心灵吟唱出什么样的幸福……这些，往往取决于我们的身体能够拥有多长时间的阳光和健康。

仅此，而已。

武　箭

2011年6月16日于西安

附录Ⅰ：住院须知

亲爱的患者朋友：

感谢您选择到我院住院治疗，这是您对我院的信任。为您解除病痛、早日康复，则是我院医务人员应尽的义务。

为了使您在住院期间能够在安静、舒适、安全的环境下得到有效的治疗和护理，需要您及家属主动遵守以下事项：

1. 您在办理入院手续时，必须提供真实的个人信息，包括姓名、性别、年龄、身份证、地址、联系方式及报销类别等。凡冒用他人姓名就医而发生的医疗费用及纠纷等后果自负。

2. 您必须向医护人员详尽如实地提供与您健康有关的一切情况，包括本次患病的基本情况、既往病史、诊治经过、药物过敏史及其他有关详情。凡因隐瞒病情而发生的延误诊治等情况，后果自负。

3. 住院期间，您享有知道疾病诊断、病情进展、医生建议的诊疗方案、费用、相应风险、疗效及愈后的权利，医护人员会将有关情况向您说明，如您有不明之处，请及时提出请医护人员解答。您对医生提出的诊断及治疗方案享有选择权和决定权。

4. 住院期间，您应按规定穿病员服，佩戴识别腕带。当您身体出现不适或需要帮助时，请使用床头呼叫器呼叫医护人员，或者通过其他方式通知护士站，我们将及时为您提供医疗、护理服务。

5. 住院期间，您应按时交纳住院费，服从医护人员的管理和安排，遵守医嘱，接受治疗和护理。

6. 住院期间未经主管医师同意，您不得擅自到院外就诊、购药、私自请医师来我院会诊及采取其他治疗手段，否则由此发生的不良后果自负。

7. 我院尊重您的隐私权，您可以要求医生对您的病情进行保密。

8. 您应遵从医生的医嘱，积极配合治疗、按时出院。出院后，应按照医生的医嘱进行活动、休息并且保证定期复诊。

9. 您不能要求医护人员为您提供虚假医学文书和票据。

10. 住院期间，请您不要擅自离开医院，因患者擅自离院出现的意外，医院不承担责任。无故离院超过24小时者，按自动出院处理。

11. 如果您被确诊为法定传染病，本院将依法律规定对您采取相应的诊疗措施，或限制您的某些人身自由，您应该积极配合。

12. 您在活动时应注意安全；活动不便需如厕，身边无陪护时，请告知护士；地面使用消毒液擦拭待干后可进行活动，行走时应小心，谨防跌倒；使用开水时防止烫伤。

13. 请您自觉维护医院公共场所卫生、清洁，禁止往水池和厕所倾倒脏物；不随地吐痰，不乱扔杂物，不往窗外投掷物品。能自觉维护病房安全、安静，不干扰其他患者诊疗，不泄露其他患者的病情和隐私。

14. 我院为无烟医院，请不要在病区及其他公共医疗场所吸烟，如需吸烟，请按要求前往院内指定吸烟区。

15. 住院期间，请您将贵重物品随身携带，比如：现金、证件、首饰等，自负保管责任。

16. 住院期间，由您或家属在使用过程中造成人为损坏的公共医疗器械和基础设施，需按照相关部门的合理估价进行相应赔偿。

17. 住院期间，您如有问题需要解决或发现安全隐患，请立即向值班护士或医生反映。为了保证院内安全，请不要在病房内使用各种私人电器，如电炉子、电热杯、电暖气、充电器、电视机、饮水机等。为了保障您的生命安全，保证医护人员执行医疗行为，病室不得反锁、闩死。

18. 住院期间，您和您的家属，不要在CT、磁共振室等特殊区域违规使用移动电话，以免电磁波干扰各种医疗仪器的使用，影响患者的诊断治疗。

19. 为保证您在医院有良好的休养环境和诊疗秩序，除陪护外，您的其他家属不得在患者休息及医生查房时间来院探视（探视时间为：11：00～13：00以及15：00～21：00）。

20. 您有权利复印法律规定范围内的病历资料。

21. 请您尊重医护人员的人格权、人身权。

22. 请您出院时按规定办理出院手续，交清病房物品，经病区护士核实后方可离院。

（感谢西安市第二医院提供《住院须知》给广大读者参考！）

附录Ⅱ：个人健康档案表

这一页，对每个人而言都非常重要，它包括并列举出了许多与我们健康有关的重要信息，请认真填写并及时更新内容，以便能为医生正确地提供自己身体状况的第一手资料（除了自己，您还应该为孩子和父母等直系亲属建立同样的健康档案）。

具体内容如下：

姓名：________出生于______年_____月_____日

身份证号：____________________

紧急联络人姓名：________身份：________电话：________

医疗健康保险种类与具体参保资料：____________________

重大疾病及手术的诊治与实施日期：____________________

目前正在进行的医疗诊治与用药情况：__________________

药物及其他原因引起的过敏：__________________________

家族成员重大病史：____________________________________

最近一次的体检时间与异常项目：______________________

最近一次医生的诊断与治疗：__________________________

重要的医疗检查结果：________________________________

视力记录：____

有上瘾的嗜好：____

经常就诊的医生姓名：________电话：__________________

附录Ⅲ：身体检查询问表

1. 做完这项检查之后，结果能反馈什么样的信息？

2. 这项检查是为了确诊疾病，还是为了排除可能的疾病，又或者是为了明确疾病的种类与等级？

3. 检查出来的结果是否会影响目前的诊疗方案？

4. 检查前后和过程中都要注意什么，需要作哪些准备工作？

5. 有没有风险和不良影响？

6. 检查用时多久，在哪里进行检查？

7. 该检查是否需要住院完成，是否需要麻醉协助完成？

8. 检查之后需要有人护送回家吗？

9. 多久能得到检查结果，找谁来解读分析？

10. 检查要花多少钱？

11. 还有其他一些检查，可以跟该项检查一起做吗?

12. 如果我不想做该项检查，还有别的选择吗?

附录Ⅳ：用药询问表

在医生开出处方用药之后，我们应该注意做到以下几方面的事项。在询问医师或药剂师时，要目的明确，言简意赅。

1. 问清药名。因为有些医师在书写处方时，个别字迹可能难以确认。

2. 问清该药品的价格。

3. 询问医生该药品的主要作用，是能治愈疾病，还是仅仅能缓解疾病的疼痛与不适？

4. 问清该药还有没有其他可以替代的药品，如果有，两者之间的差异又有哪些？

5. 要服药多久才会有效，病情才能得到改善？

6. 如果不服用该药，会出现哪些不良后果？

7. 问清该药会有哪些不良反应，怎样才能减少不良影响？

8. 注意处方上有没有对服药时间的特殊要求。比如，是饭前还是饭后，是睡前还是饭后2小时等。

9. 告诉医生自己对哪一类药物有过敏反应，目前正在服用什么药物，问清他们与医生处方上开具的药物有没有冲突与不当影响？

10. 询问医生如果服药有了效果，病情得到良好控制之后，是否可以停药？

11. 如果不能停药，该药品又已经用完，该找谁来开具该药的处方？

附录V：就医代理备忘录

当您的家人或朋友因为身体出现不适，需要您帮助他们进行医疗救治时，这份表格将有助于提醒您，应该注意些什么。当然，在现实生活中，我们还应根据不同的情况、不同的人群，进行一些合理的调整。本表格仅供参考。

1. 在网上搜索一下与病情相关的权威资料与最新信息。

2. 定好就医时间和具体医院，并打114查询该医院电话，并通过电话了解该医院有哪些办法和优惠政策可以帮助患者减免诊疗费用和时间。

3. 跟患者进行交流，确定这次就医的主要目的，并根据目的，帮助患者拟好准备向医生询问的主要问题。

4. 如果患者有旧病历和检查报告，帮忙提醒并带上。

5. 帮助从药房领取药物，用纸和笔记好服用剂量和用法，必要时可以再咨询一下药房里的药剂师，并使用药盒将不同的药物分别放置。

6. 与患者和医生进行磋商，根据病情和一些具体情况，确定到底是住院治疗还是居家疗养。

7. 帮助患者完成相关医疗资料的填写和记录。

8. 协助患者作决定并安排一些重要事项，比如预立遗嘱、签署手术同意书、预约检查或制订长期治疗计划等。

9. 提醒和纠正患者影响自身健康的某些不良习惯。

10. 将服药时间与患者固定作息时间搭配在一起，比如在每天看某电视剧之前，或每天外出散步之前服药等。

11. 帮助患者将以下内容复印并制作成随身小卡片，认真填写患者的用药记录，并帮助及时修订：

用药人：__________ 用药起止时间：__________

药名：①__________ 用法与剂量：__________；

②__________ 用法与剂量：__________；

③__________ 用法与剂量：__________。